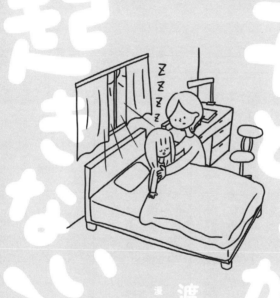

子どもが起きない！

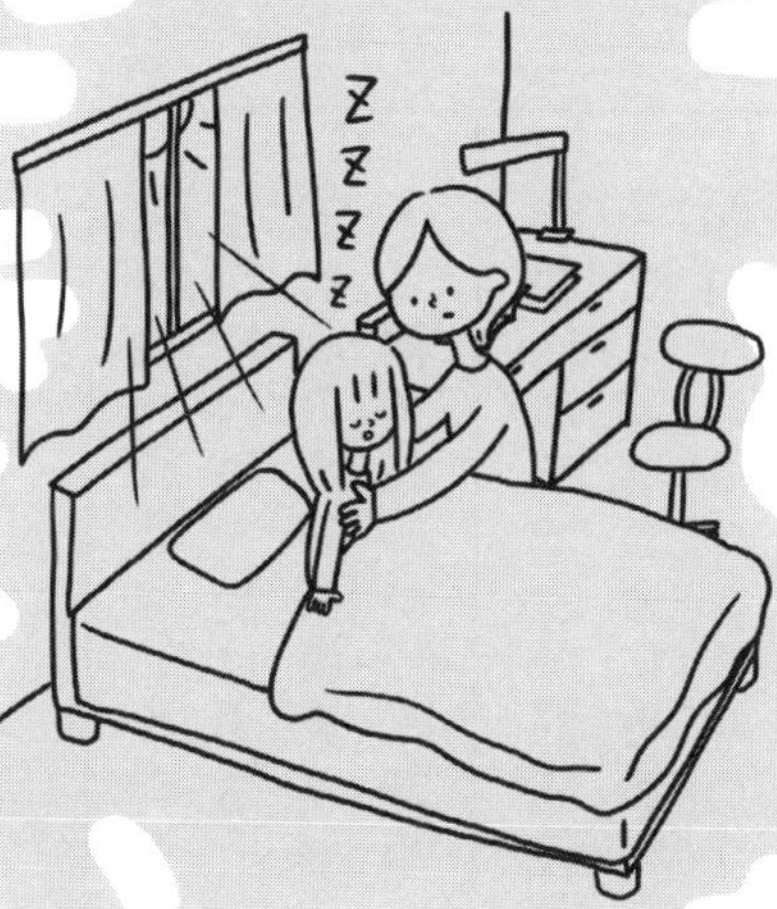

渡辺正樹

漫画 むぴー

イマジカインフォス

ODを治す6カ月のロードマップ

決して楽な道のりではないけれど、3ステップで27のミッションをこなしていくことで、約6カ月でODの改善が見込めます。次のステップに進んでも、それまでのミッションは継続しよう！

START！

1 HOP期（1〜2カ月）

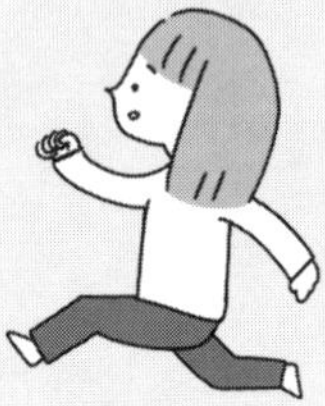

自分の体について知る

① 学校へ行けない理由を調べる
② 神経内科を受診する
③ 普段の生活習慣をチェックする
④ 自律神経について知る

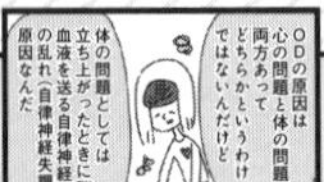

生活リズムを整える

⑤ 朝は決まった時間に体を起こす
⑥ 夜は23時までに寝る
⑦ 21時以降のスマホ・ゲーム禁止
⑧ 外出する日課を作る
⑨ 朝食は毎日しっかり食べる
⑩ 食事の時間は家族でゆっくり過ごす
⑪ 夕食は20時までに済ませる

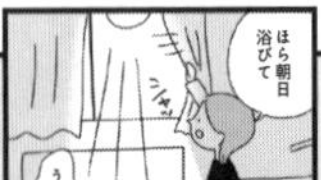

2 STEP期
（3〜4カ月）

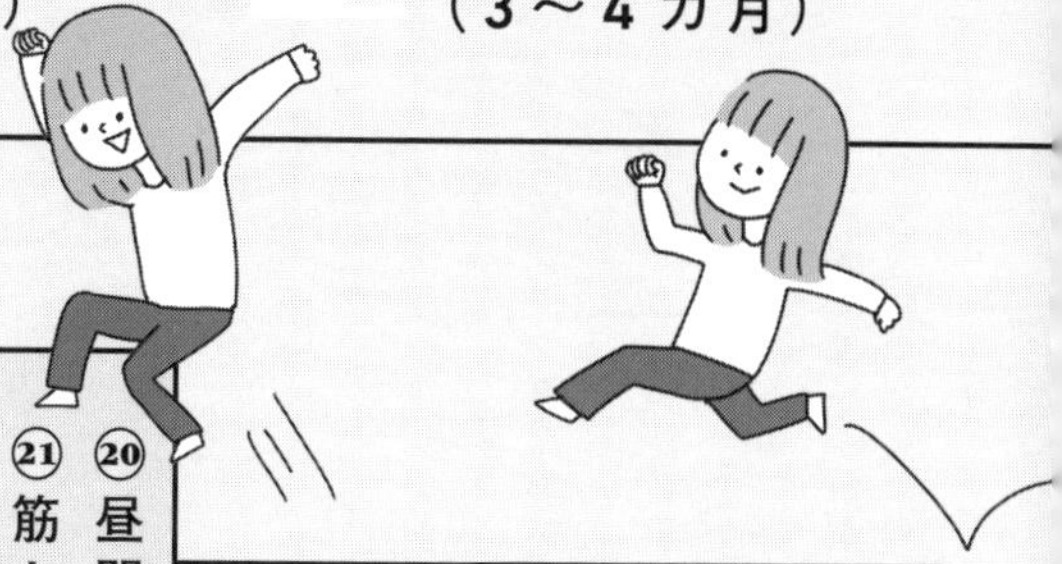

⑫ベッドに座って体操する
⑬筋トレする習慣をつける
⑭歩ける距離は歩いて移動する

運動に慣れる

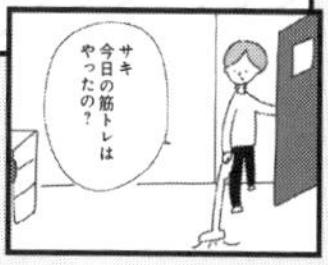

⑮肉・魚・大豆・卵のおかずを２割増し
⑯食後のデザートは生のフルーツ
⑰新鮮な魚や卵を生のまま食べる
⑱魚も肉も赤身を積極的に選ぶ
⑲２週間に１回チートデイを作る

たくさん食べる

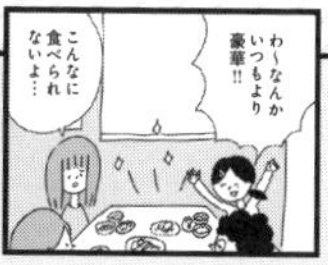

3 JUMP期
（1〜2カ月）

⑳昼間は外で活動する
㉑筋トレをレベルアップする

筋肉を鍛える

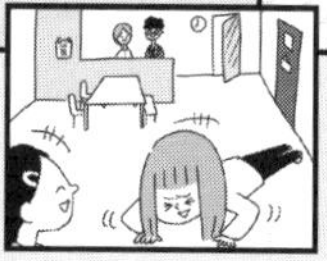

㉒副菜に海藻や根菜を取り入れる
㉓乳製品・大豆製品も忘れずに
㉔ティータイムのお供は抗酸化食品
㉕１食１品の発酵食品
㉖辛い！　渋い！　酸っぱい！
㉗温かいものを温かいうちに

自律神経を鍛える

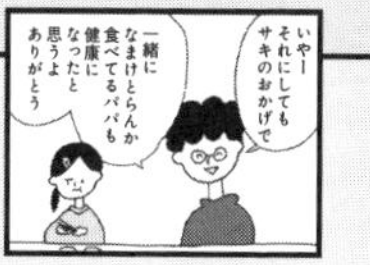

はじめに

～日本の未来を担う子どもたちへ～

不登校の児童が増加しています。

文部科学省の調査によると、2021年度は前年度よりも約5万人も不登校の小・中学生、高校生が増えて、30万人に迫る勢いだといいます。これは、過去最多の増加数です。

そもそも、不登校の生徒は2016年から増加を続けており、少子化で全児童数が減少していることを考えれば、その割合はどんどん大きくなっているということになります。

不登校になるにはさまざまな原因が絡み合っていることは承知していますが、私は神経内科医として、「自律神経失調症」が大きな原因のひとつになっていると確信しています。

成長の過程で自律神経失調症に悩むことは誰にでもあり得ることです。その症状として、朝起きられなくて学校に行けない。怠けているわけでは決してないのに、朝起きられないからグータラだと非難されてしまう。

そんな事態を引き起こす青少年の自律神経失調症には、「起立性調節障害（OD＝Orthostatic Dysregulation）」という病名が使われるようになっています。

そしてODは、軽症を含めると小学生の約5％、中学生・高校生の約10％に見られるほどよくある病気です。重症化するケースに限れば1％で、不登校の生徒の約3～4割には、重いODの症状が併存しています。それならODに適切に対応できれば、不登校の生徒を減らせるのではないか。そう思い至りました。

本書では、ODの原因から対策まで、今まで私が多くのODに悩む子どもたちとその家族に接する中で得た知見を解説していきます。

そもそも、不登校の生徒の数は増えていても、子どもの数は減っています。総務省統計局によると、2022年4月1日現在における15歳未満の子どもの数の推計は1465万人。前年より25万人少なく、1981年から41年連続の減少となっています。もちろん、過去最少です。

現在、わが国が抱える大きな課題は少子高齢化であり、子どもを一人たりとも社会から脱落させてはいけない状況です。

つまり、ODへの対応は重要な国家プロジェクトでもあるといえます。日本の将来のためには、子どもたちが健やかに育ち、日本を担う大人に育ってくれることこそが大切です。そう考えると、不登校の生徒が増加していく現状は、決して好ましいとはいえません。

学校を休みがちな子どもたち！　まわりを見渡してみてください。君のまわりは、おじいさんやおばあさんばかりじゃないですか？　高齢者は尊重すべき存在ではあるけれど、日本の未来を託すにはもう歳を取り過ぎています。だから君たちに元気に育ってほしいと、心から願っています。

若い世代が心身ともに健康に育ち、必要な教育を受け、考えたり行動したりする力を身につけることがどんなに大切か。

ただ、成長途中にはさまざまな困難もありますよね。その中でも、青少年のＯＤが大きなハードルとなっていて、不登校につながるケースも少なくありません。実際に悩んでいる人も多いことでしょう。でも、それは適切に対応すれば治ります。

君の前には、可能性に満ちた未来が広がっています。ＯＤに負けず、その未来をつかんでください。そのサポートをするために、この本があるのです。さあ、一緒にがんばりましょう！

神経内科医　渡辺正樹

第1話　学校へ行けなくなった日

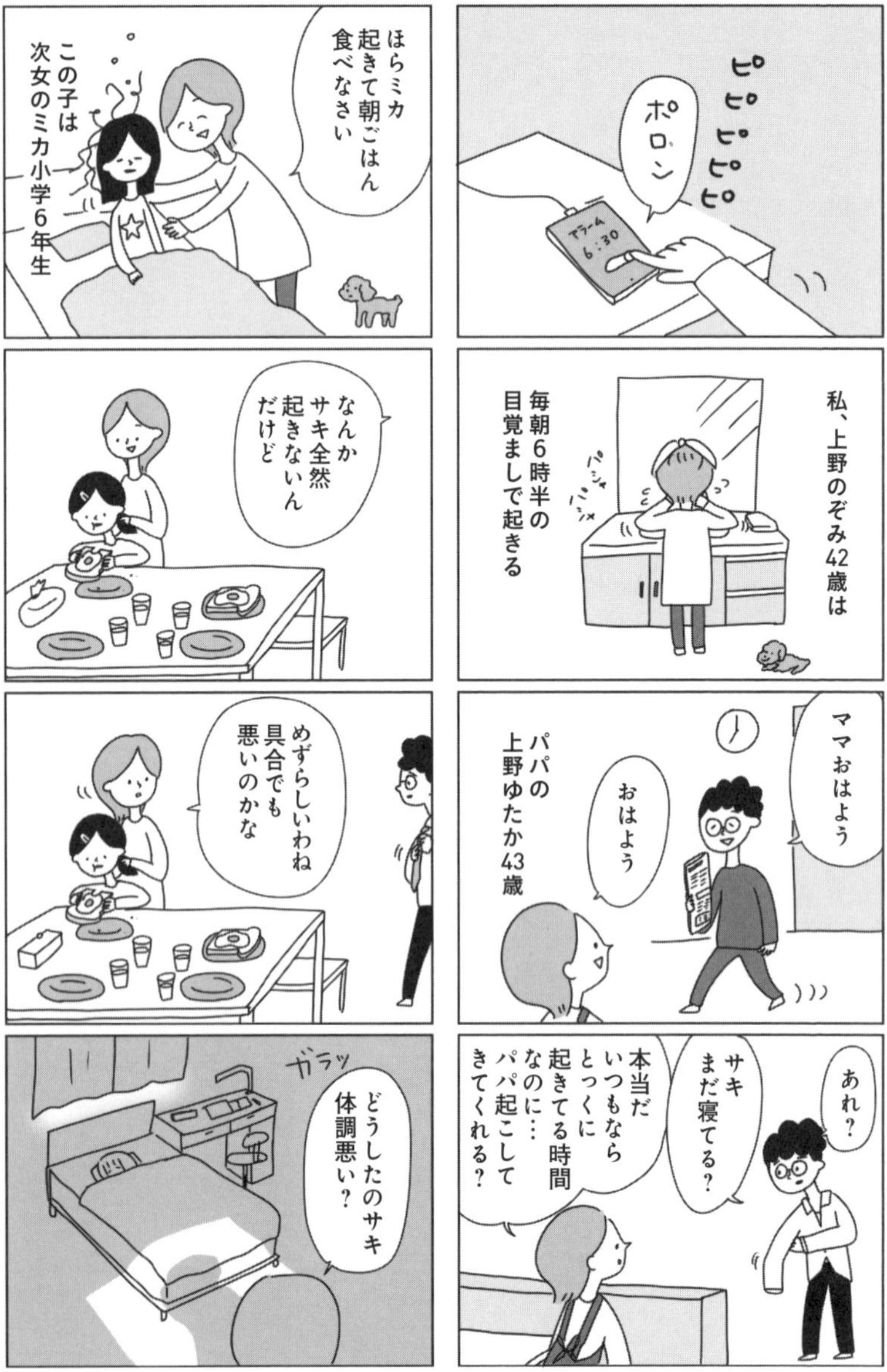

ピピピピピ
ポロン
アラーム
6:30
私、上野のぞみ42歳は
毎朝6時半の目覚ましで起きる
パシャ
パシャ
ママおはよう
おはよう
パパの上野ゆたか43歳
あれ？
サキまだ寝てる？
本当だ いつもならとっくに起きてる時間なのに…パパ起こしてきてくれる？
ほらミカ起きて朝ごはん食べなさい
この子は次女のミカ小学6年生
なんかサキ全然起きないんだけど
めずらしいわね具合でも悪いのかな
ガラッ
どうしたのサキ体調悪い？

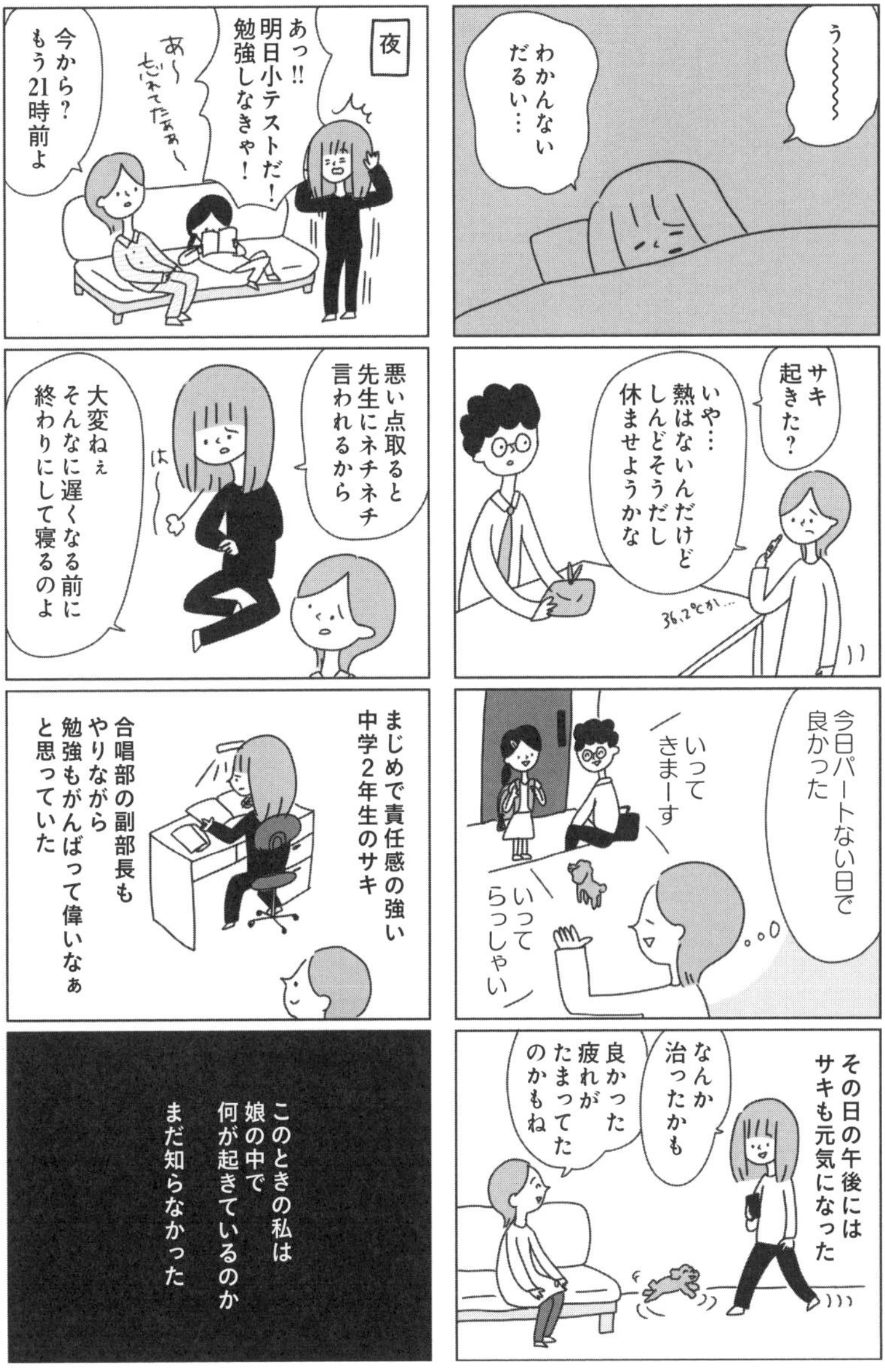
う〜〜〜〜
わかんない だるい…
サキ 起きた？
いや… 熱はないんだけど しんどそうだし 休ませようかな
36.2℃か…
今日パートない日で 良かった
いって きまーす
いって らっしゃい
その日の午後には サキも元気になった
なんか 治ったかも
良かった 疲れが たまってた のかもね
夜
あっ!! 明日小テストだ！ 勉強しなきゃ！
あ〜 忘れてたぁぁ〜
今から？ もう21時前よ
悪い点取ると 先生にネチネチ 言われるから
はー
大変ねぇ そんなに遅くなる前に 終わりにして寝るのよ
まじめで責任感の強い 中学2年生のサキ
合唱部の副部長も やりながら 勉強もがんばって偉いなぁ と思っていた
このときの私は 娘の中で 何が起きているのか まだ知らなかった

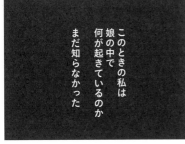

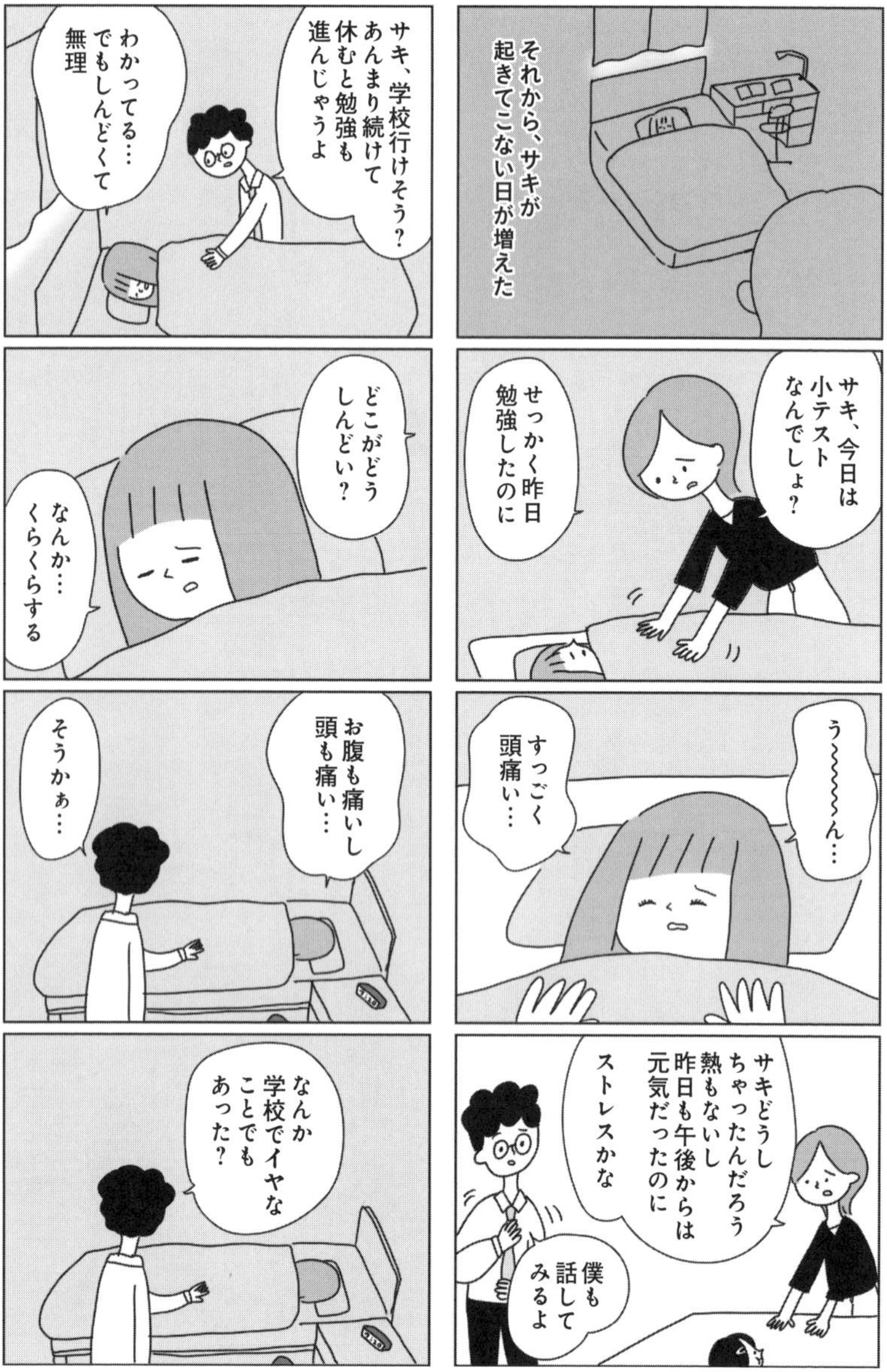
それから、サキが起きてこない日が増えた
サキ、学校行けそう？あんまり続けて休むと勉強も進んじゃうよ
わかってる…でもしんどくて無理
サキ、今日は小テストなんでしょ？
せっかく昨日勉強したのに
どこがどうしんどい？
なんか…くらくらする
う〜〜〜〜ん…
すっごく頭痛い…
お腹も痛いし頭も痛い…
そうかぁ…
サキどうしちゃったんだろう熱もないし昨日も午後からは元気だったのにストレスかな
僕も話してみるよ
なんか学校でイヤなことでもあった？

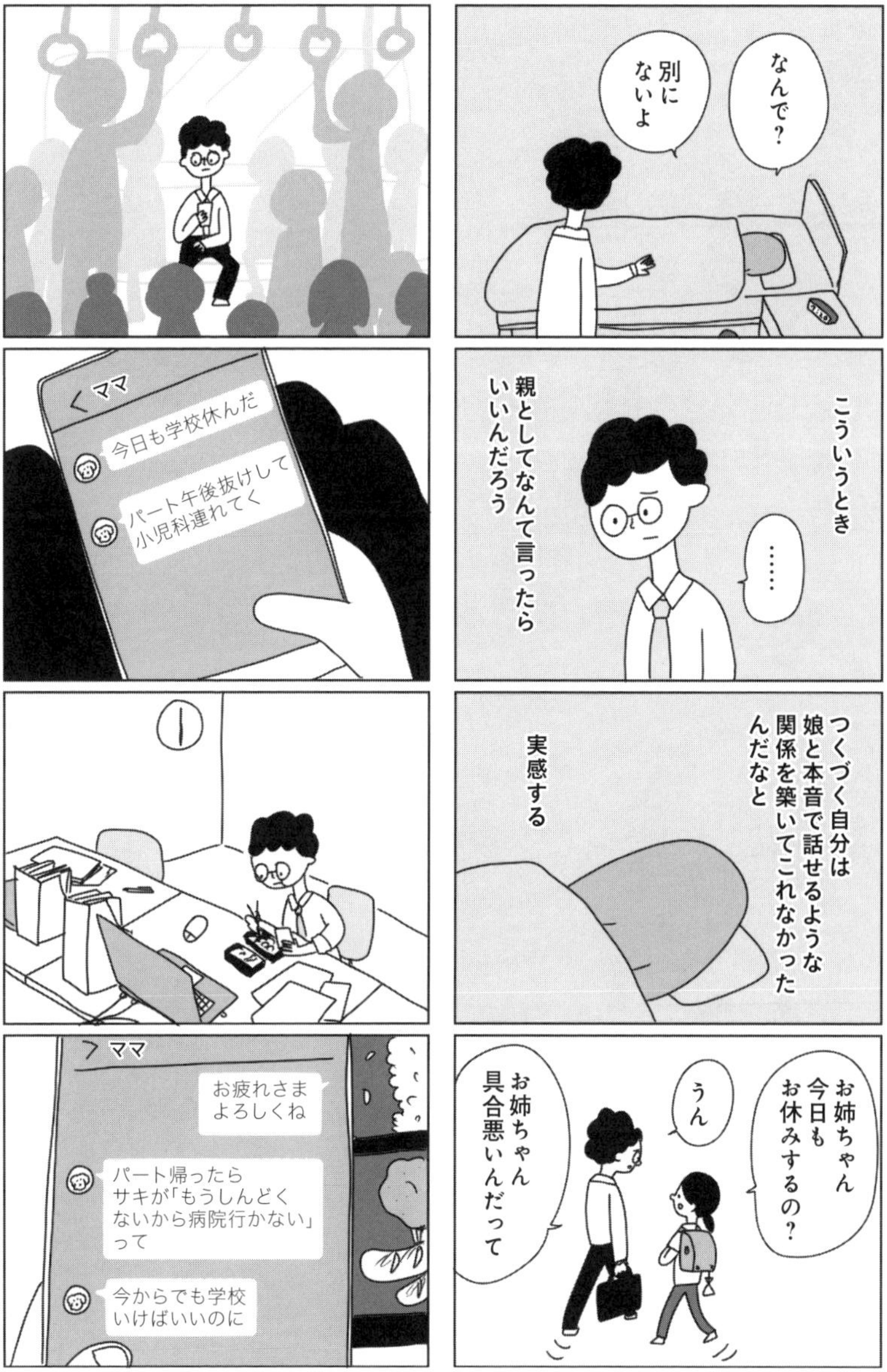
なんで?
別にないよ
こういうとき
……
親としてなんて言ったら
いいんだろう
つくづく自分は
娘と本音で話せるような
関係を築いてこれなかった
んだなと
実感する
お姉ちゃん
今日も
お休みするの?
うん
お姉ちゃん
具合悪いんだって
ママ
今日も学校休んだ
パート午後抜けして
小児科連れてく
ママ
お疲れさま
よろしくね
パート帰ったら
サキが「もうしんどく
ないから病院行かない」
って
今からでも学校
いけばいいのに

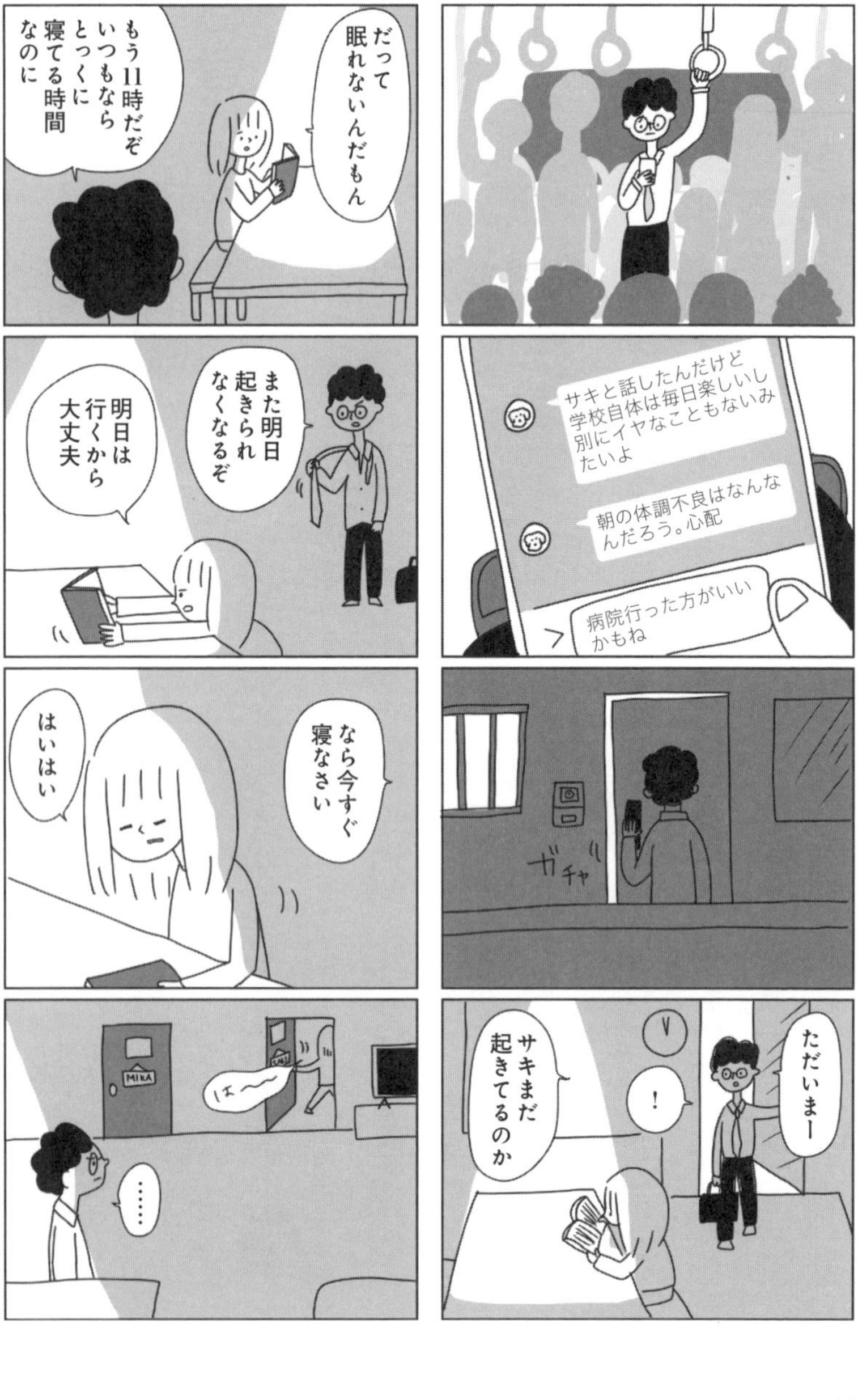
サキと話したんだけど学校自体は毎日楽しいし別にイヤなこともないみたいよ
朝の体調不良はなんなんだろう。心配
病院行った方がいいかもね
ガチャ
ただいまー
!
サキまだ起きてるのか
もう11時だぞ いつもならとっくに寝てる時間なのに
だって眠れないんだもん
また明日起きられなくなるぞ
明日は行くから大丈夫
なら今すぐ寝なさい
はいはい
は〜〜
……

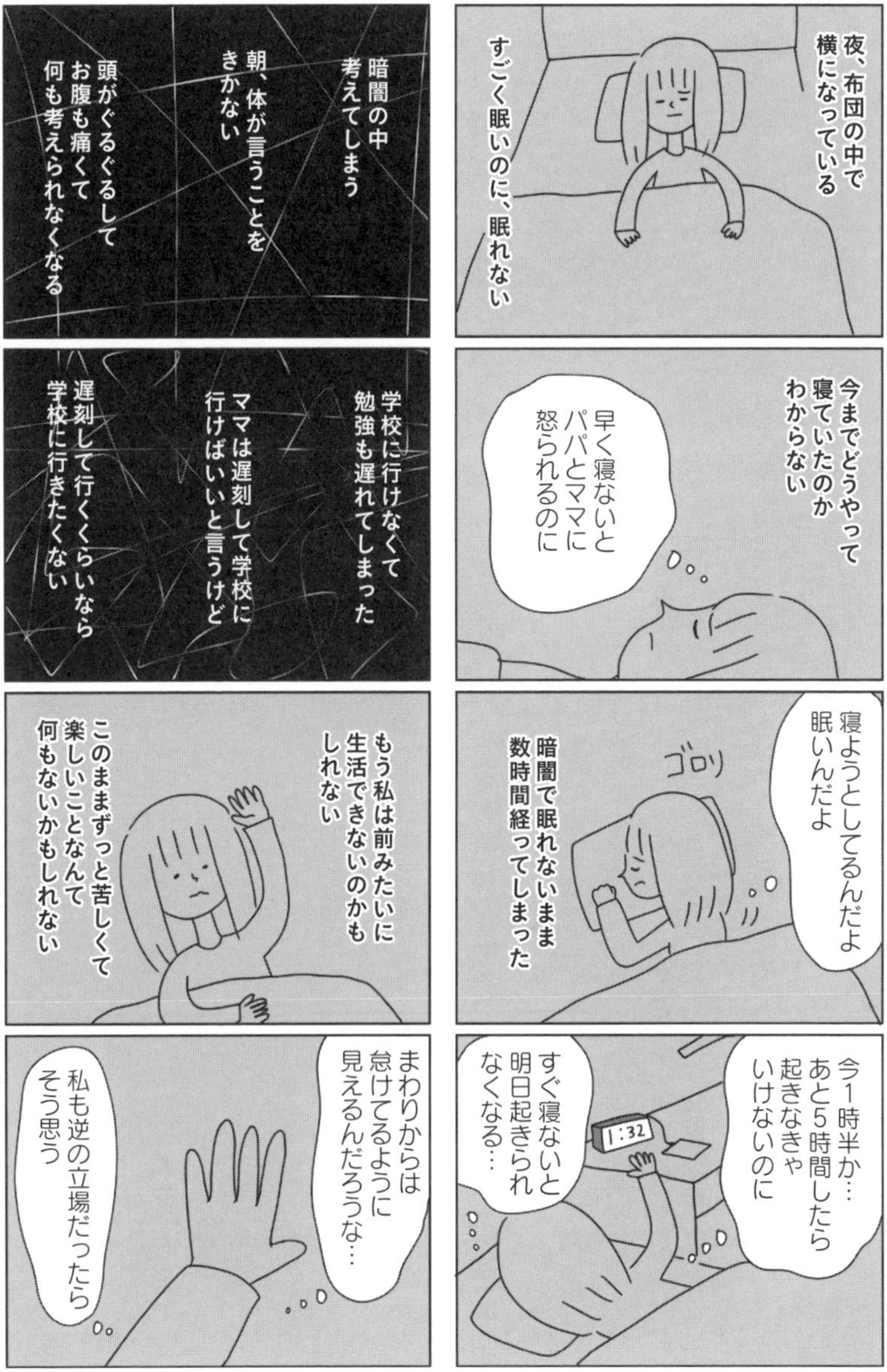
夜、布団の中で横になっている
すごく眠いのに、眠れない
今までどうやって寝ていたのかわからない
早く寝ないとパパとママに怒られるのに
寝ようとしてるんだよ眠いんだよ
ゴロリ
暗闇で眠れないまま数時間経ってしまった
今1時半か…あと5時間したら起きなきゃいけないのに
1:32
すぐ寝ないと明日起きられなくなる…
暗闇の中考えてしまう
朝、体が言うことをきかない
頭がぐるぐるしてお腹も痛くて何も考えられなくなる
学校に行けなくて勉強も遅れてしまった
ママは遅刻して学校に行けばいいと言うけど
遅刻して行くくらいなら学校に行きたくない
もう私は前みたいに生活できないのかもしれない
このままずっと苦しくて楽しいことなんて何もないかもしれない
まわりからは怠けてるように見えるんだろうな…
私も逆の立場だったらそう思う

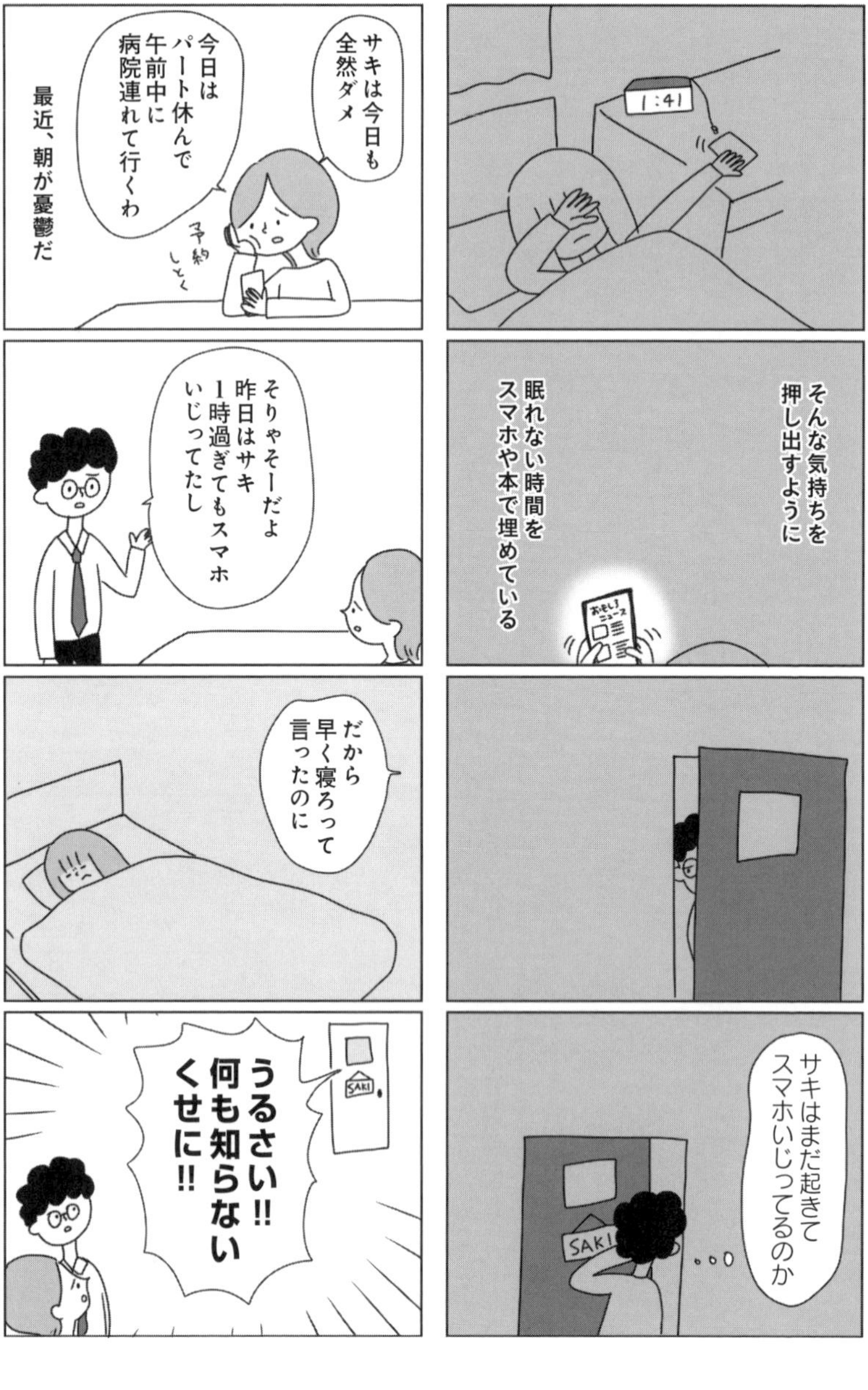
1:41
そんな気持ちを押し出すように
眠れない時間をスマホや本で埋めている
おもしろニュース
サキはまだ起きてスマホいじってるのか
サキは今日も全然ダメ
今日はパート休んで午前中に病院連れて行くわ
予約しとく
最近、朝が憂鬱だ
そりゃそーだよ 昨日はサキ 1時過ぎてもスマホいじってたし
だから早く寝ろって言ったのに
SAKI
うるさい!! 何も知らないくせに!!

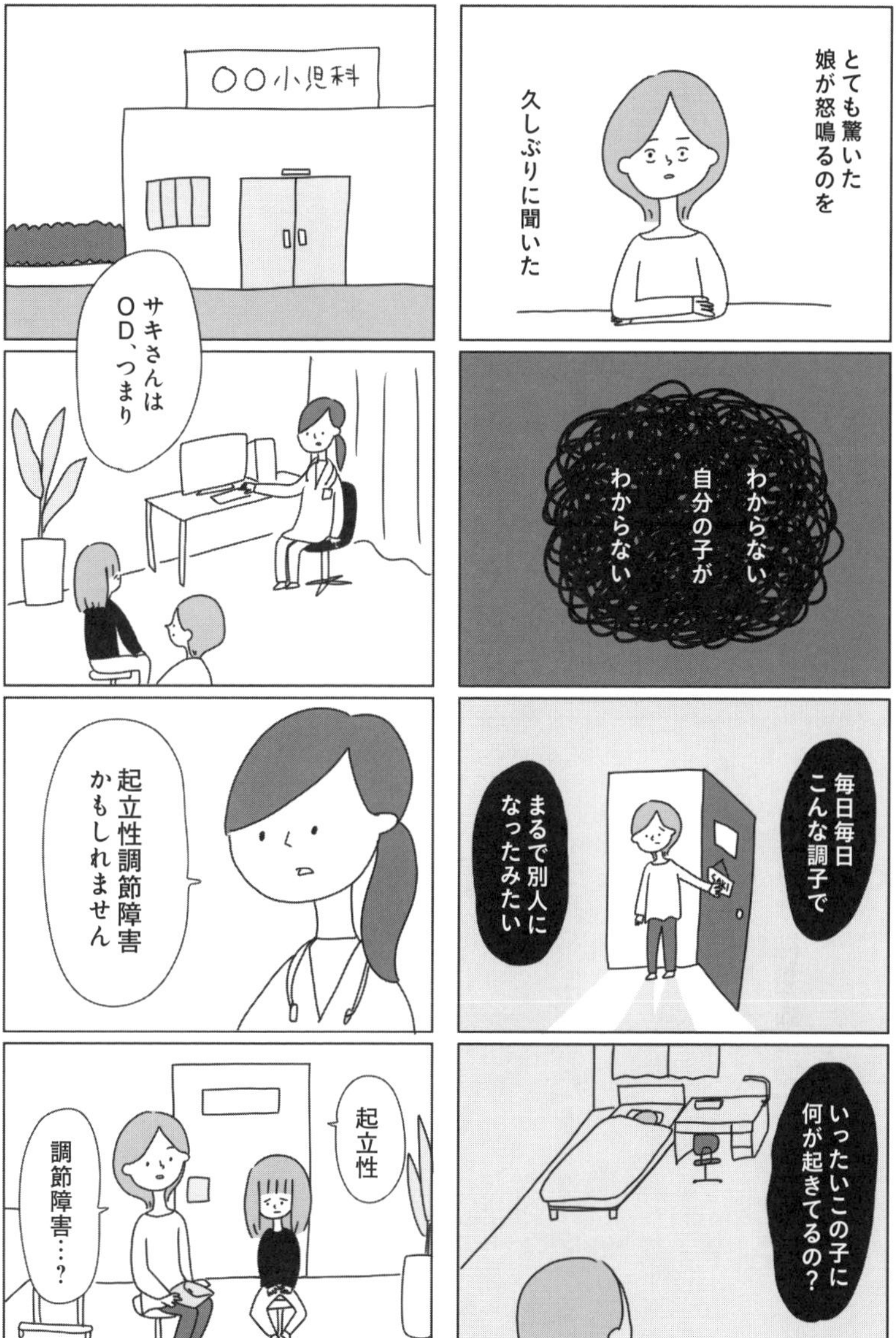
とても驚いた
娘が怒鳴るのを
久しぶりに聞いた
わからない
自分の子が
わからない
毎日毎日
こんな調子で
まるで別人に
なったみたい
いったいこの子に
何が起きてるの？
〇〇小児科
サキさんは
OD、つまり
起立性調節障害
かもしれません
起立性
調節障害…？

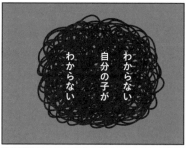

目次

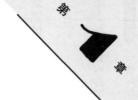

第1章

不登校と起立性調節障害

起立性調節障害（OD）という病気を知っていますか?
不登校の3～4割の生徒は、
この病気だともいわれています。
「どうして学校に行けないのだろう?」「なぜ朝起きられないの?」と親子で悩んでいるのなら、まずは起立性調節障害を知るところからスタートしましょう。

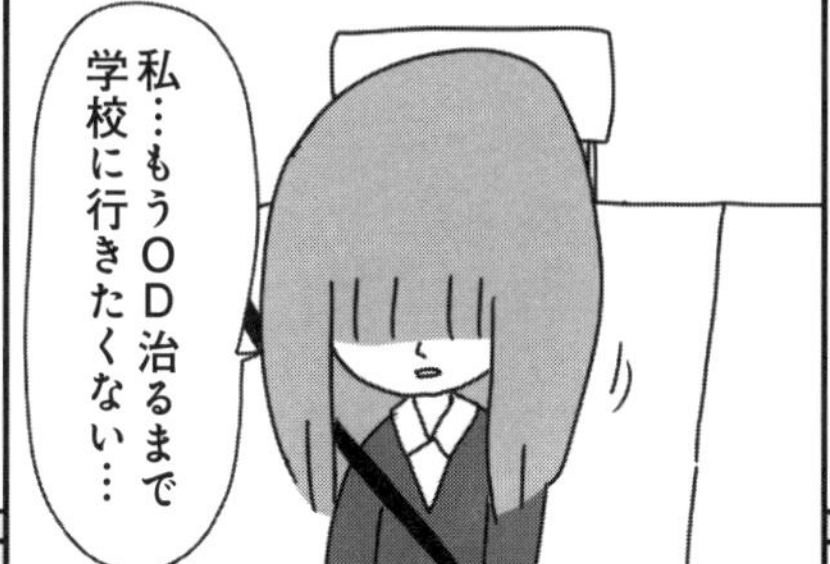

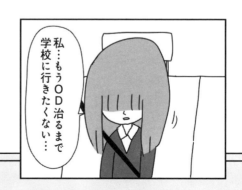

第2話　はじめての神経内科

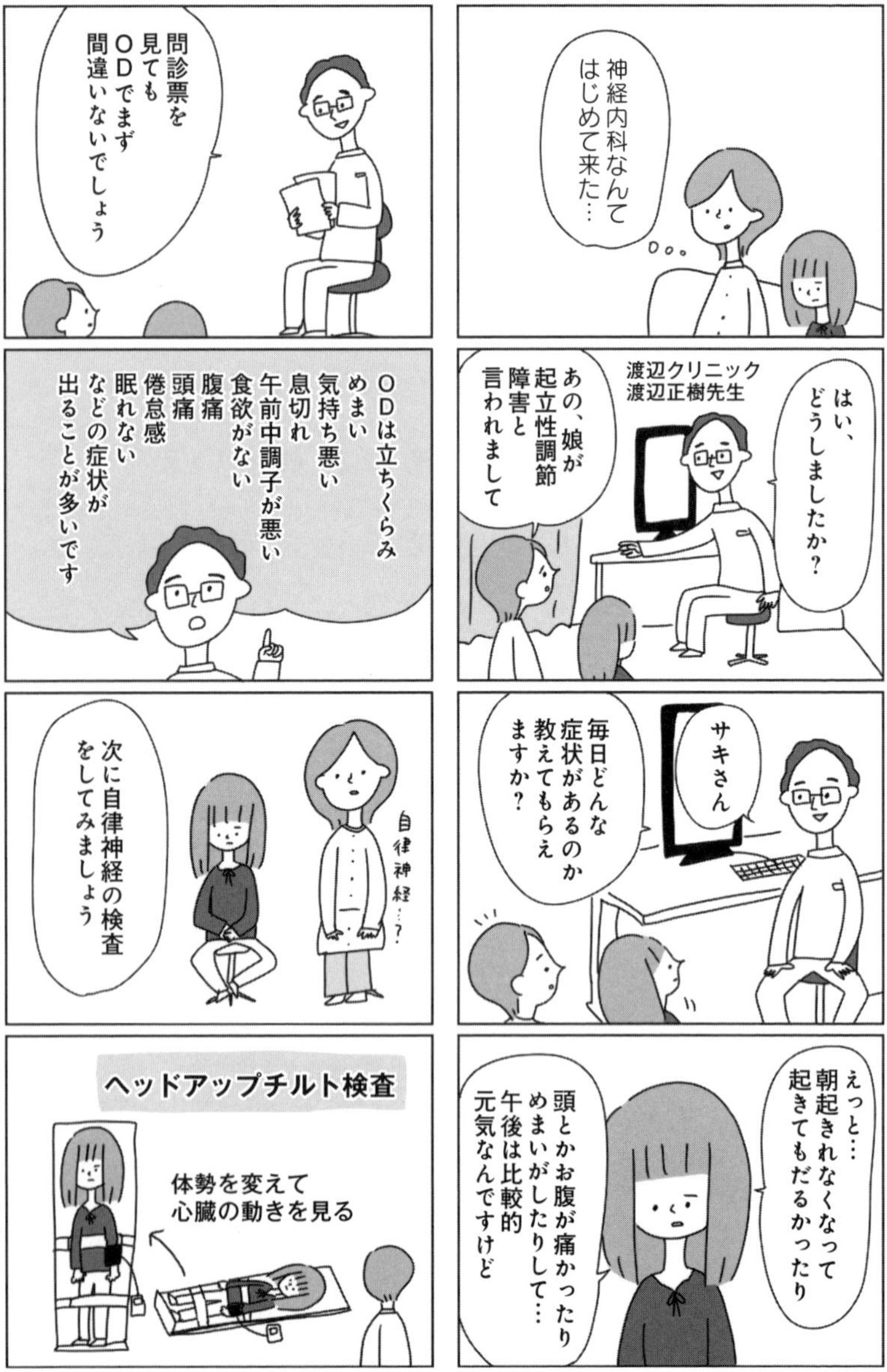

神経内科なんてはじめて来た…
はい、どうしましたか？
渡辺クリニック
渡辺正樹先生
あの、娘が起立性調節障害と言われまして
サキさん
毎日どんな症状があるのか教えてもらえますか？
えっと…朝起きれなくなって起きてもだるかったり
頭とかお腹が痛かったりめまいがしたりして…午後は比較的元気なんですけど
問診票を見てもODでまず間違いないでしょう
ODは立ちくらみ
めまい
気持ち悪い
息切れ
午前中調子が悪い
食欲がない
腹痛
頭痛
倦怠感
眠れない
などの症状が出ることが多いです
次に自律神経の検査をしてみましょう
自律神経…？
ヘッドアップチルト検査
体勢を変えて心臓の動きを見る

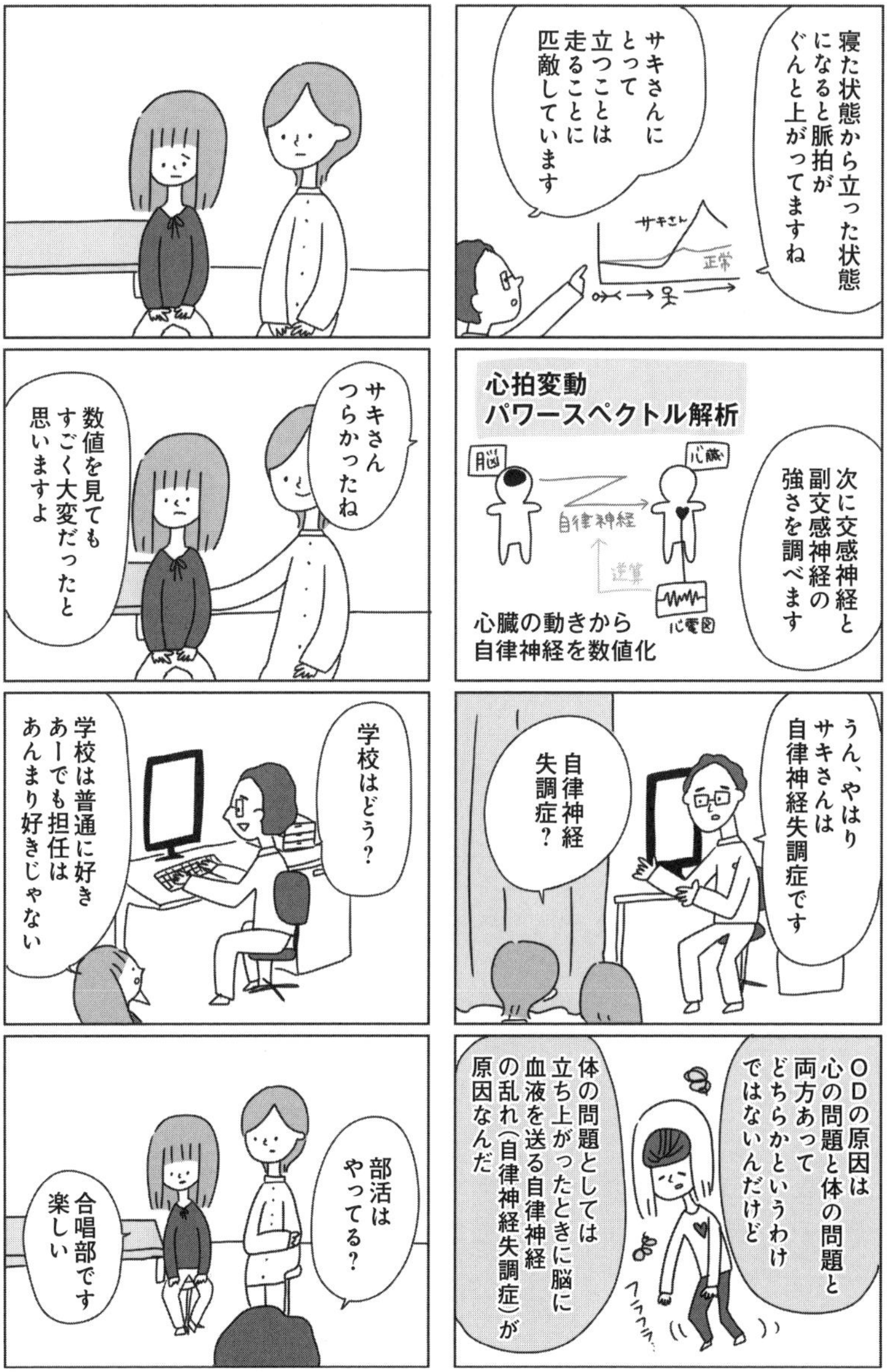
寝た状態から立った状態になると脈拍がぐんと上がってますね
サキさん
正常
サキさんにとって立つことは走ることに匹敵しています
心拍変動
パワースペクトル解析
次に交感神経と副交感神経の強さを調べます
脳
心臓
自律神経
逆算
心電図
心臓の動きから自律神経を数値化
サキさんつらかったね
数値を見てもすごく大変だったと思いますよ
うん、やはりサキさんは自律神経失調症です
自律神経失調症？
学校はどう？
学校は普通に好きあーでも担任はあんまり好きじゃない
ODの原因は心の問題と体の問題と両方あってどちらかというわけではないんだけど
体の問題としては立ち上がったときに脳に血液を送る自律神経の乱れ（自律神経失調症）が原因なんだ
部活はやってる？
合唱部です楽しい

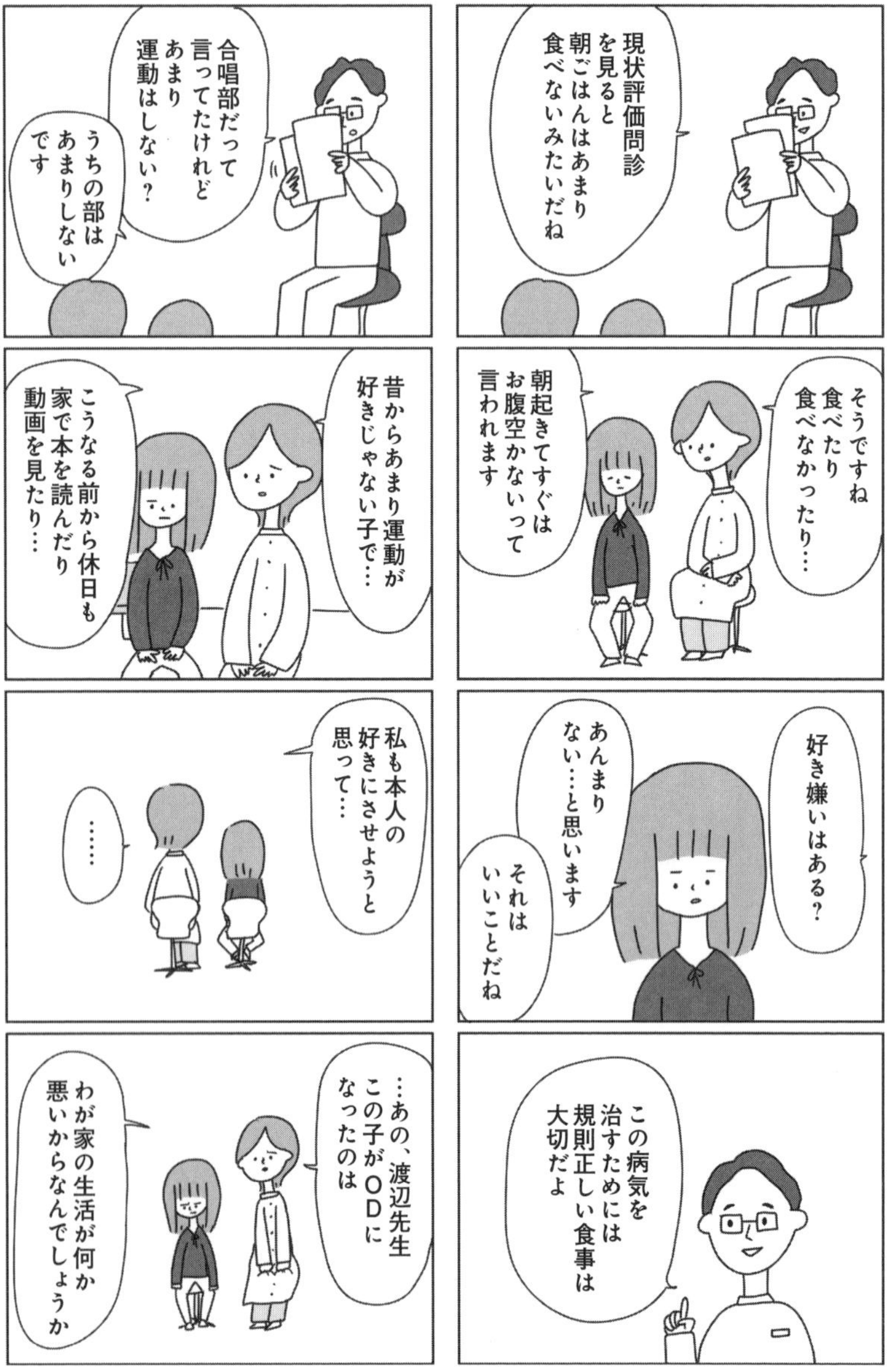
現状評価問診を見ると朝ごはんはあまり食べないみたいだね
合唱部だって言ってたけれどあまり運動はしない？
うちの部はあまりしないです
そうですね食べたり食べなかったり…
朝起きてすぐはお腹空かないって言われます
昔からあまり運動が好きじゃない子で…
こうなる前から休日も家で本を読んだり動画を見たり…
好き嫌いはある？
あんまりない…と思います
それはいいことだね
私も本人の好きにさせようと思って…
……
この病気を治すためには規則正しい食事は大切だよ
…あの、渡辺先生この子がODになったのは
わが家の生活が何か悪いからなんでしょうか

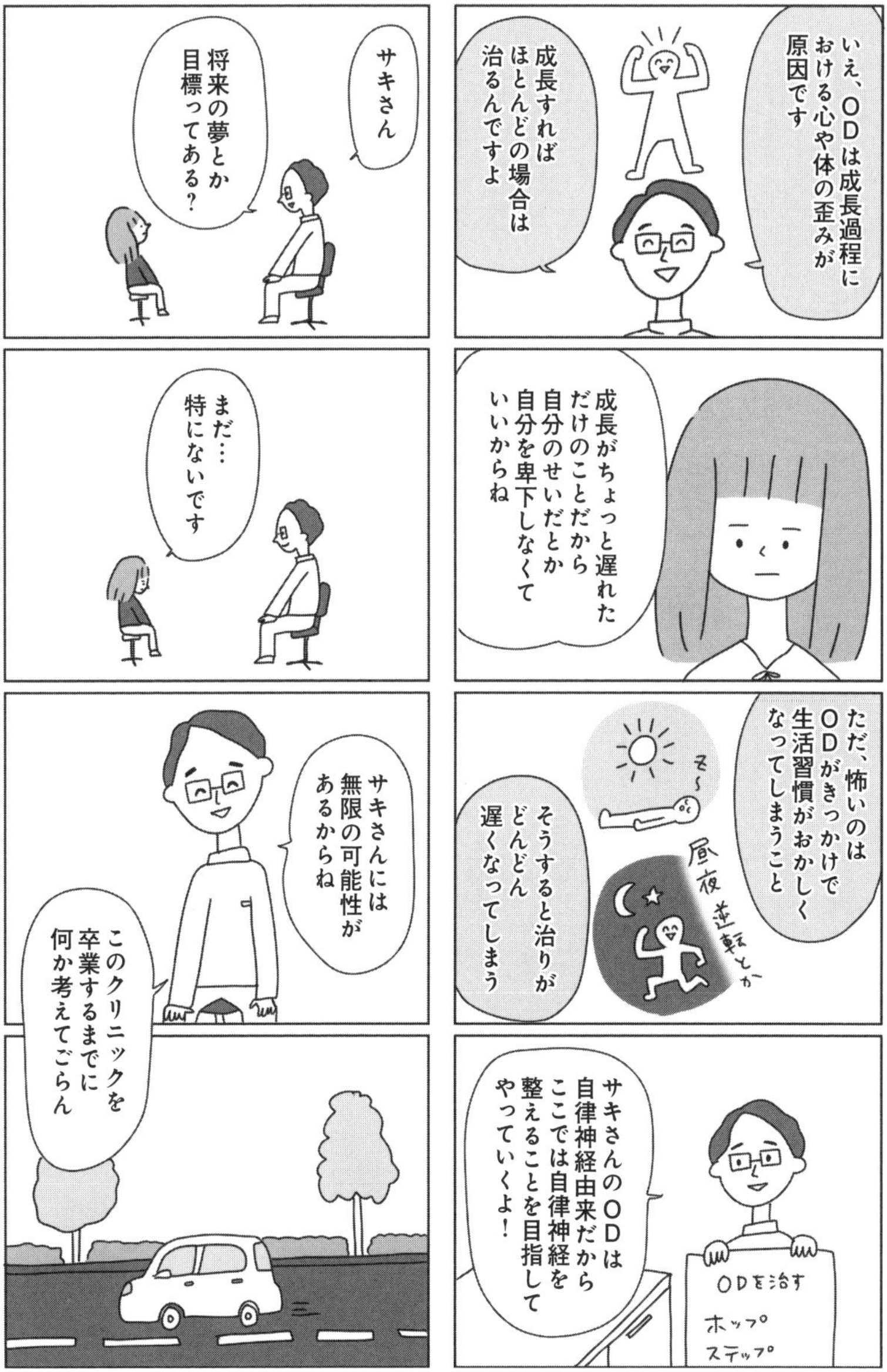
いえ、ODは成長過程における心や体の歪みが原因です
成長すればほとんどの場合は治るんですよ
サキさん
将来の夢とか目標ってある?
成長がちょっと遅れただけのことだから自分のせいだとか自分を卑下しなくていいからね
まだ…特にないです
ただ、怖いのはODがきっかけで生活習慣がおかしくなってしまうこと
ぞ〜
昼夜逆転とか
そうすると治りがどんどん遅くなってしまう
サキさんには無限の可能性があるからね
このクリニックを卒業するまでに何か考えてごらん
サキさんのODは自律神経由来だからここでは自律神経を整えることを目指してやっていくよ!
ODを治す
ホップ
ステップ

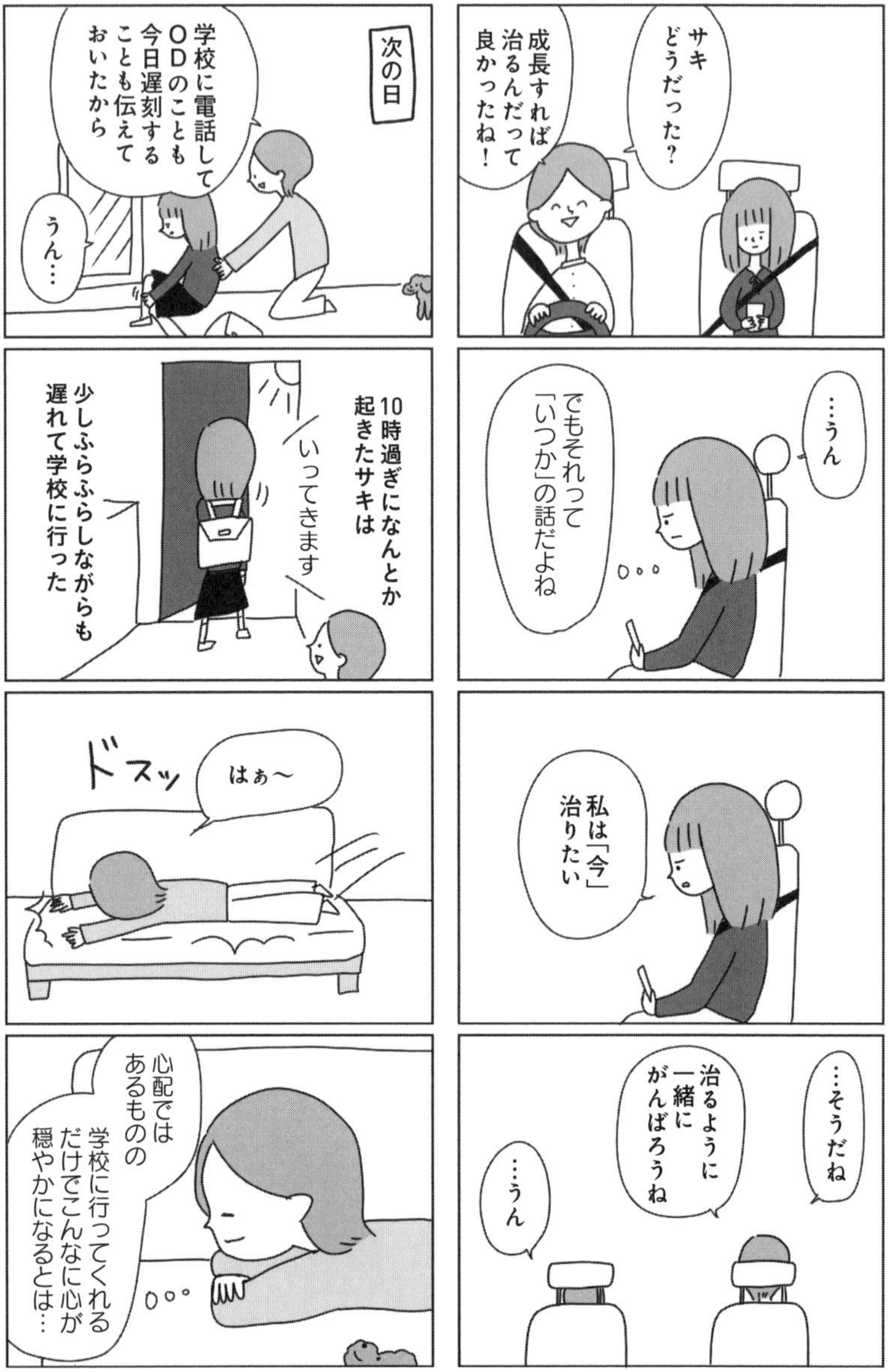
サキ
どうだった？
成長すれば
治るんだって
良かったね！
…うん
でもそれって
「いつか」の話だよね
私は「今」
治りたい
…そうだね
治るように
一緒に
がんばろうね
…うん
次の日
学校に電話して
ODのことも
今日遅刻する
ことも伝えて
おいたから
うん…
10時過ぎになんとか
起きたサキは
いってきます
少しふらふらしながらも
遅れて学校に行った
ドスッ
はぁ～
心配では
あるものの
学校に行ってくれる
だけでこんなに心が
穏やかになるとは…

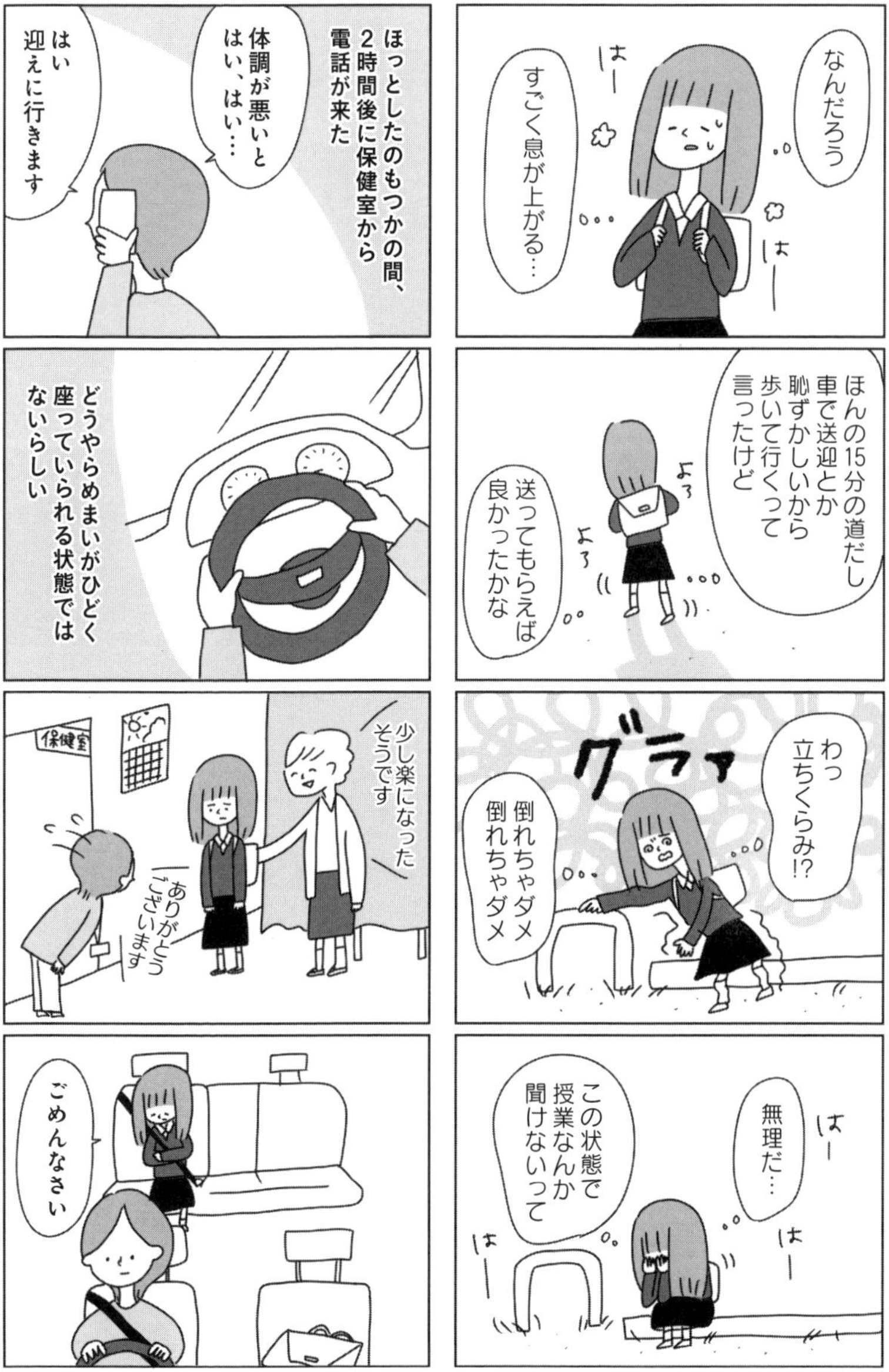
なんだろう
はー
すごく息が上がる…
はー
ほっとしたのもつかの間、2時間後に保健室から電話が来た
体調が悪いと はい、はい…
はい 迎えに行きます
ほんの15分の道だし車で送迎とか恥ずかしいから歩いて行くって言ったけど
よろ
よろ
送ってもらえば良かったかな
どうやらめまいがひどく座っていられる状態ではないらしい
グラァ
わっ 立ちくらみ!?
倒れちゃダメ 倒れちゃダメ
保健室
少し楽になったそうです
ありがとうございます
はー
無理だ…
この状態で授業なんか聞けないって
はー
はー
ごめんなさい

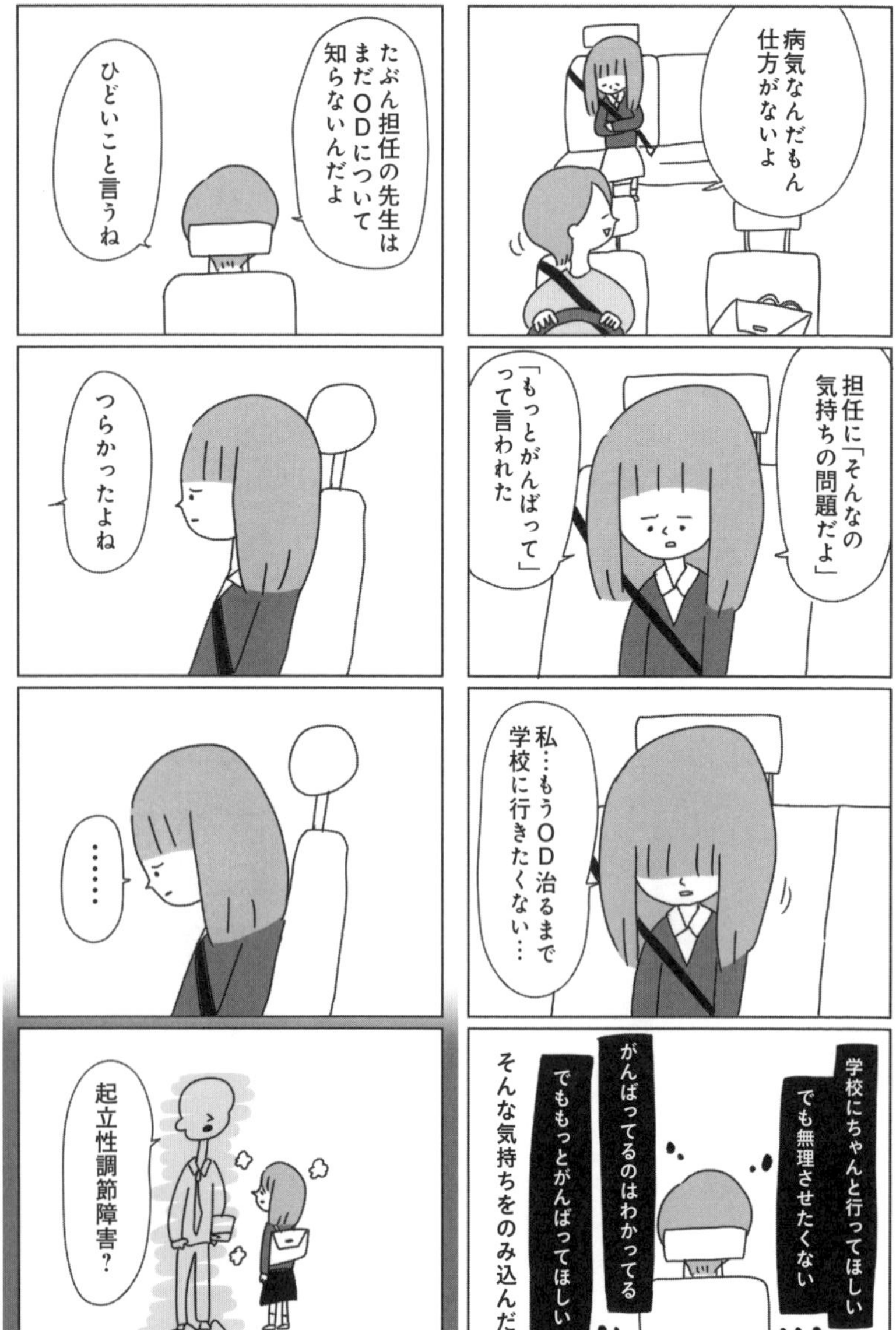
病気なんだもん
仕方がないよ
たぶん担任の先生はまだODについて知らないんだよ
ひどいこと言うね
担任に「そんなの気持ちの問題だよ」
「もっとがんばって」って言われた
つらかったよね
私…もうOD治るまで学校に行きたくない…
……
学校にちゃんと行ってほしい
でも無理させたくない
がんばってるのはわかってる
でももっとがんばってほしい
そんな気持ちをのみ込んだ
起立性調節障害?

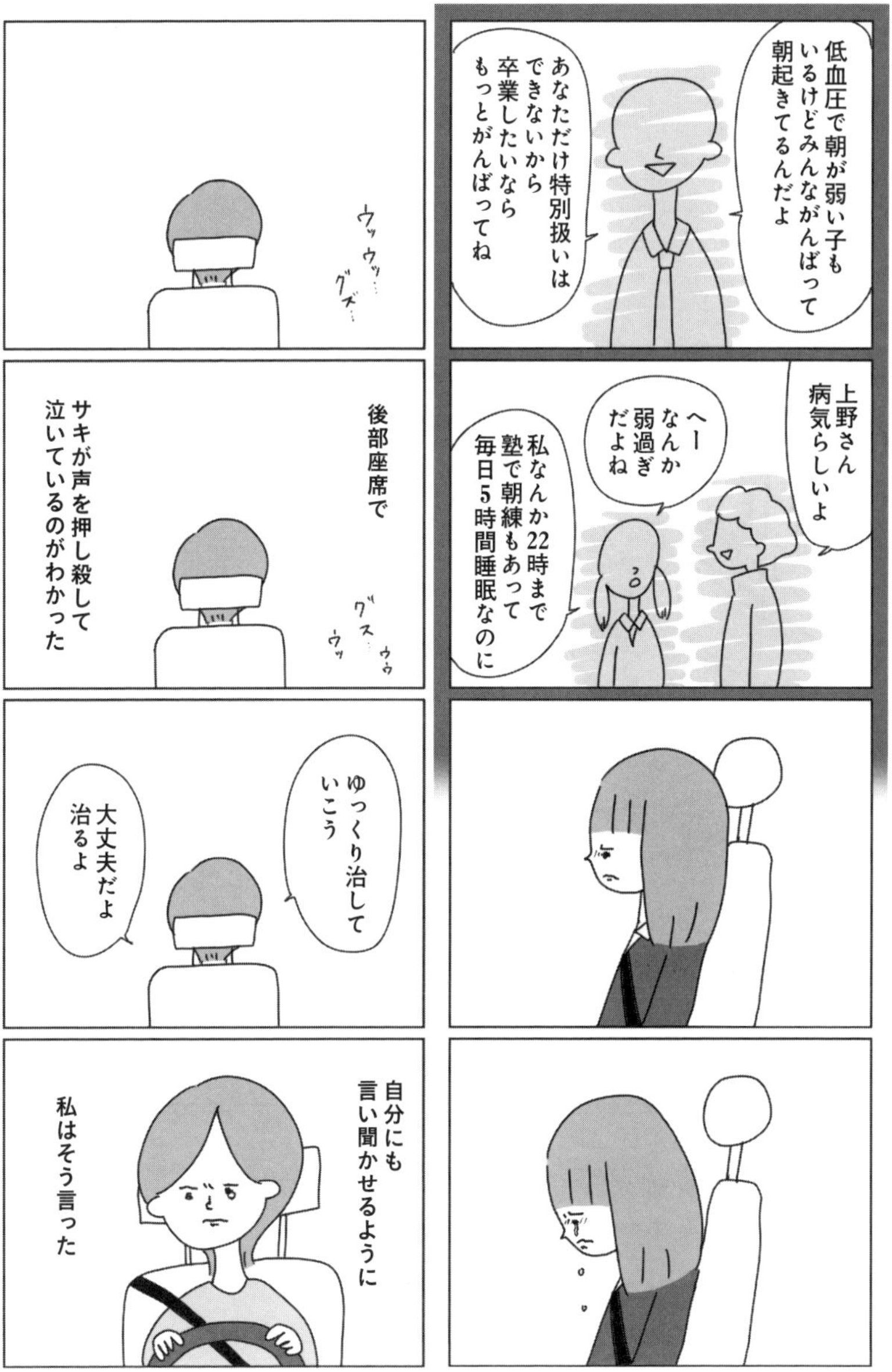
低血圧で朝が弱い子もいるけどみんながんばって朝起きてるんだよ
あなただけ特別扱いはできないから卒業したいならもっとがんばってね
上野さん病気らしいよ
へーなんか弱過ぎだよね
私なんか22時まで塾で朝練もあって毎日5時間睡眠なのに
ウッウッ… グズ…
後部座席で
グス… ウッ ウゥ
サキが声を押し殺して泣いているのがわかった
ゆっくり治していこう
大丈夫だよ治るよ
自分にも言い聞かせるように
私はそう言った

1

学校へ行けない理由を調べる

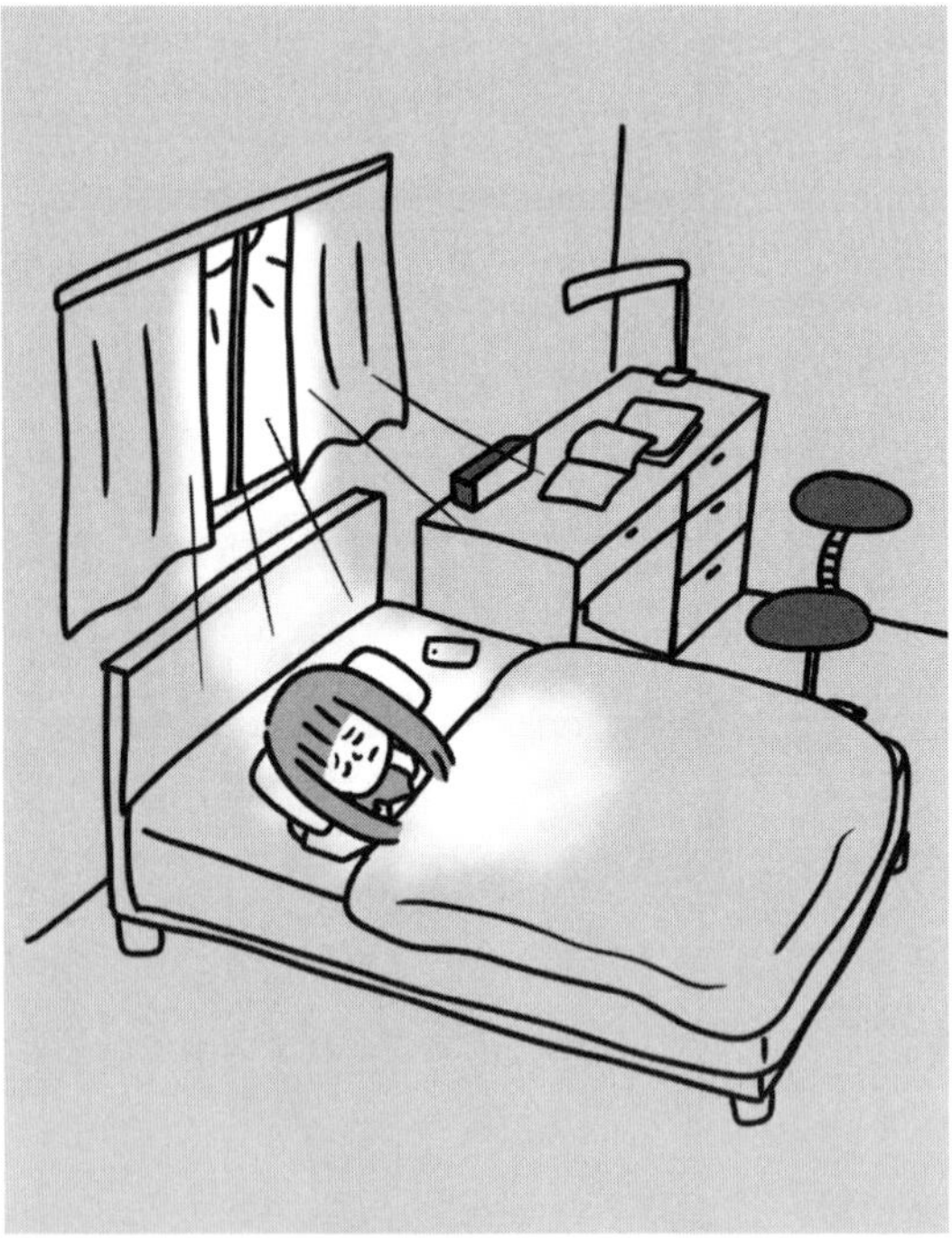

POINT

1. 朝寝坊を「怠けている」「サボっている」と決めつけない

2. 学校に行きたくないのか？　行きたくても行けないのか？

3. 起立性調節障害の可能性を疑う

日本全国に大勢いる不登校の生徒たち。学校に行けない理由は、それぞれが抱える事情によってさまざまです。

ただ、自分の意思で「行きたくない！」というわけではなく、「ちゃんと行くつもりはあるのに、朝起きられなくて行けない」というケースは、自律神経失調症、つまりODであることが多いのです。

自律神経失調症、という言葉を聞いたことがある人はたくさんいますよね。でも、そのメカニズムや症状について知っている人は、多くはないはず。だから、不登校になった理由を「朝起きないから、怠けていると思った」と誤解されることもめずらしくありません。さあ、困った！

子どもが学校に行けなくなったとき、まずは冷静にその理由を調べてみましょう。怠けているように見えても、本人はODで苦しんでいるかもしれません。もしそうなら、適切な医学的対応と処置によって治るから安心してください。

では、まずはODに対する理解を深めていきましょう。

なぜ学校に行けないのか

不登校の原因として、今、起立性調節障害（OD）が注目されています。

ODは、思春期の子どもたちに見られる自律神経失調症です。成長過程における心身の成長の遅れが原因で、血圧低下、脈拍増加、倦怠、眠気、腹痛、頭痛などが同時多発テロのように毎朝子どもを襲います。そのため、朝起きられなくなったり動けなくなったりして、学校に行くことが困難になってしまいます。

こういうお子さんにとって、「なぜ学校に行けないの？」という問いに対する答えは「ODだから」となるわけですが、まずは**ODについて理解していなければ自分がODだということすらわかりません**。もちろん、親御さんがわかっていないことも多いのです。

だから、不登校を克服するにはODと、その原因となっている自律神経失調症を理解することが大切です。

最近は、お子さんの不登校に悩んだ親御さんがインターネットなどでいろいろと調べて、「うちの子はODではないか?」と受診するケースも増えています。医療の世界では注目されていて、それがようやく患者さんたちにも広がってきているのかもしれません。

「もしかしたら?」と思ったら受診していただきたいですし、この本で「学校へ行けないのは、そんな理由もあるのか」と気づいたら、ODを疑ってみてください。

誰でも、心身のパーツに1つや2つは成長の遅れがあります。成長スピードは人それぞれですし、成長のバランスも人それぞれ。すべてが順調に育つことは難しいので、ODになる可能性だって誰もがあるのです。

では、そんなODについて、ここから一緒に学んでいきましょう。

ODとは何か？

ODとは思春期の自律神経失調症

ODとは「起立性調節障害」のことで、英語名〝Orthostatic Dysregulation〟を略しています。

朝起きられない、元気が出ないなど、思春期の青少年によく見られる病気で、成長期の精神的・肉体的未熟さ、つまり成長の遅れにより自律神経が乱れることが引き金となっているのです。

今、不登校の生徒たちがどんどん増加している中で、**不登校の一因となっている病気として注目**されています。

「学校に行きたくない」とは思っていない！

ODには、起き上がると倦怠感やフラつき、頭痛、腹痛などのつらい症状があり、朝起きて学校に行く支度などをすることができません。だから学校に行く意思はあるのに、体が思うように動かなくて結果的に行けなくなってしまうのです。

フラフラしたり頭が痛かったりする原因は自律神経失調症

ODの症状は、自律神経失調症で血流や内臓の働きがおかしくなることで起こります。

まず、血流について。人は立ち上がると重力によって血液が下半身の方に下がってしまうので、きちんと**脳に血が運ばれるように自律神経が働いてくれています。**

ところが自律神経が乱れると、脳に血液が行き渡らなくなって末梢血管や心臓に異常が表れるのです。特に立ち上がったときに血圧が低下したり、脈拍が増え過ぎて立っているのが困難になったりします。これが、起きられない理由ですね。また、自律神経失調症はストレスが内臓に影響する原因にもなっています。そのため頭痛や腹痛などの体の不調が出てくるのです。

「それって怠けている？」と思われるのがつらい

朝は具合が悪くぐったりしていたのに、午後になるにつれ元気が出てきます。夜も元気！　だから早く寝ようと思っても、なかなか眠れません。早寝早起きが健康的と推奨されているのに、遅寝遅起きという逆パターン。そのため、まわりの人からはまるで怠けているかのように思われてしまいがちです。**理解されないことで、ますますOD患者が孤立を深める**こともあります。

ODは心の病気？　体の病気？

自律神経は、内臓をコントロールする神経です。それが乱れるとストレスが内臓の働きを阻害して、体調不良を起こします。ですから私は、**ODは精神の病気ではなく肉体（内臓）の病気**なのだと考えています。

ただ、ストレスが精神面に影響して同様の症状が起きることもあるので、はじめに「精神的要因」と「肉体的要因」のどちらの傾向が強いのかを明らかにする必要があります。

問診により傾向がわかる（P43参照）ので、肉体的要因が強いとわかれば、神経内科で治していきましょう！

ODは時が経てば治る

ODは成長過程の自律神経の歪みで起こるので、成長するにしたがって自律神経も整い、早ければ半年くらいで自然に治っていきます。

しかし場合によっては、数年も学校に行けないこともあるのです。たとえば自律神経失調の程度が強い場合や、**ＯＤがきっかけで始まった悪い生活習慣が定着してしまった場合などは、回復が遅れる**ことになります。

ですから医師の指導のもとに適切に対応し、また無理なく学校に行けるところまでがんばりましょう！

ＯＤは「グータラ病」ではない

朝起きられない。原因がはっきりわからない。午後になると元気になっていく。夜はなかなか眠れない……。

このような特徴があるために、ただ怠けているだけの「グータラ病」だと思われがちのＯＤですが、ここまで説明したように、本人にとっては本当につらく苦しいものなのです。**断じてグータラ病ではありません**。

ただ、気をつけないと本当にグータラ病になってしまう可能性もあるのです。

ＯＤは自律神経の成長の遅れで生じるので、時が経てば成長して治ります。治るまでの期間は、半年程度を目標に考えています。

ところが、数年もかかってしまうケースもあります。これは、本来ならとっくに治っているはずなのに、途中でグータラ病にすり替わっているということなのです。つまり、ODをきっかけに悪い生活習慣が常態化してしまって、成長して回復するはずの自律神経がいつまでも乱れたままになっているということ。

ODは、朝寝坊、昼間の引きこもり、夜型生活などの生活スタイルになりやすいため、これを意識して改善しないと、まさにグータラ生活に引き込まれていきます。これが回復の足を引っ張るのです。

ODはグータラ病ではありませんが、グータラ病を併発することが多い！　これを肝に銘じて、悪い生活習慣に陥らないように十分気をつけることが大切です。

家族としては、ODのつらさを理解するやさしさを持ちながらも、生活習慣を整えるためには厳しさも併せ持っていただきたいのです。

生活習慣さえ整えられれば、必ず自然に回復していきますので、一緒にがんばりましょう！

2 神経内科を受診する

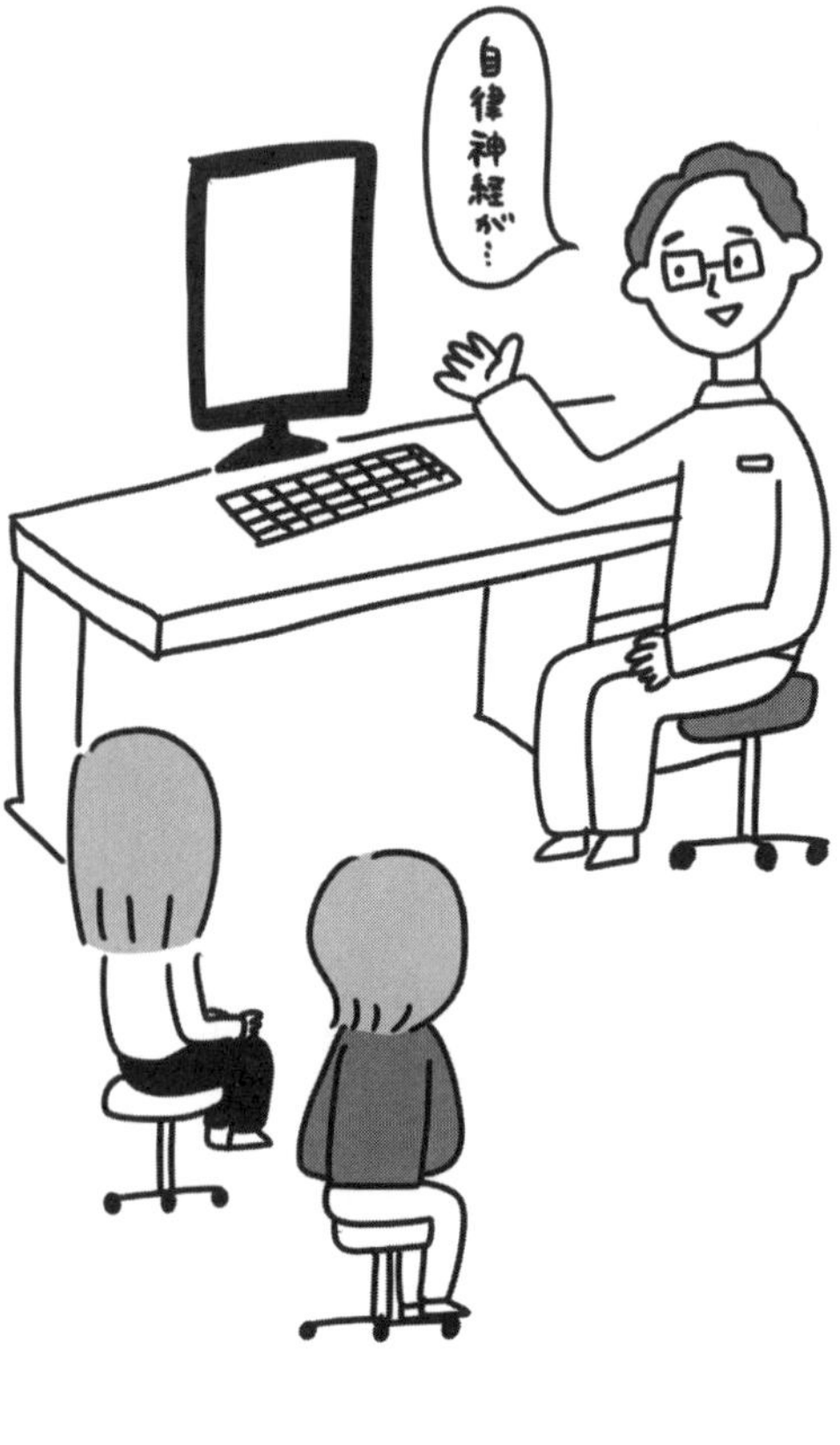

POINT

1. ODの治療は、主に神経内科や循環器内科で担当している
2. 自律神経の検査ができる病院を探す
3. 心と体のどちらに、より原因があるのかを調べる

お子さんが朝起きられずに不登校が続くようになったら、インターネットなどで調べてODを疑い、受診のために神経内科に連れて来る親御さんが増えています。

あるいは、小児科などで症状が改善しないので、「ODでは？　神経内科に行ってみてください」と医師からアドバイスを受けて受診されることもあります。


神経内科で診察してみると、十代での発症、臨床症状、経過と外見（背丈の割に細身でか弱い印象）などにより、確かにODが疑われるケースは多いです。

その場合はまず、問診をして神経内科で診るべきODかどうかを判断します。

そこでODと判断されたら、さらに「自律神経機能検査」をやってみて、自律神経に問題があることをデータからも確認します。

そして、いよいよ治療のスタートです！

こんな症状ならODかもしれない

私のクリニックでは、まず左ページの問診票で、ODの要因が肉体（自律神経）なのか精神なのかを判別します。カテゴリー①でODの可能性の有無を、カテゴリー②で症状に精神的要因があるかどうかをチェック。もし精神的要因が強ければ、神経内科ではなくて心療内科を受診されることをおすすめします。

自律神経失調症には、精神的要因が大きく関わっているイメージがありますが、実際にはそうではないことも多いのです。私のクリニックでも、対人関係や新型コロナウイルスの感染拡大などをきっかけに挙げる人はいるものの、半数以上が「きっかけなし」と答えています。

精神的な要因が少ない場合は、自律神経を整えることで回復を目指しましょう。

OD問診票

カテゴリー①	1	立ちくらみ、めまいを起こしやすい	はい／いいえ
	2	立っていると気持ちが悪くなる、ひどくなると倒れる	はい／いいえ
	3	入浴時あるいはイヤなことを見聞きすると気持ち悪くなる	はい／いいえ
	4	動悸、息切れがする	はい／いいえ
	5	朝、なかなか起きられず、午前中は調子が悪い	はい／いいえ
	6	顔色が青白い	はい／いいえ
	7	食欲がない	はい／いいえ
	8	腹痛をよく起こす	はい／いいえ
	9	倦怠感があり、疲れやすい	はい／いいえ
	10	頭痛がある	はい／いいえ
	11	乗り物に酔いやすい	はい／いいえ
	12	眠れない	はい／いいえ
カテゴリー②	13	毎日気分が上がらず憂鬱だ	はい／いいえ
	14	学校を休むと症状が軽くなる	はい／いいえ
	15	集中力が落ちてきた	はい／いいえ
	16	気にかかっていることや悩んでいることを言われると症状が悪化する	はい／いいえ
	17	イライラしたり、悲しくなることがある	はい／いいえ
	18	日によって症状が変わる 2〜3時間で症状の種類や程度が変わる	はい／いいえ

カテゴリー①で4項目以上「はい」ならODと診断し、
カテゴリー②で4項目以上「はい」なら精神的ODと考えます。

ODの検査ってどうやるの？

精神的要因が少ないODではないか？　そう見立てたら、次は実際に自律神経そのものに異常が認められるのかどうかを調べて、データで裏づけします。その手段として、ヘッドアップチルト検査（起立負荷試験）を行います。

ヘッドアップチルト検査

起き上がるときに重力の影響を受けて血圧や脈拍が大きく変動しないように、心臓や血管の動きを調節しているのが自律神経です。自律神経の働きのおかげで、健康な体であれば寝ている状態から起立しても血圧は変化せず（あるいはやや増加する）、脈拍

［ヘッドアップチルト検査］

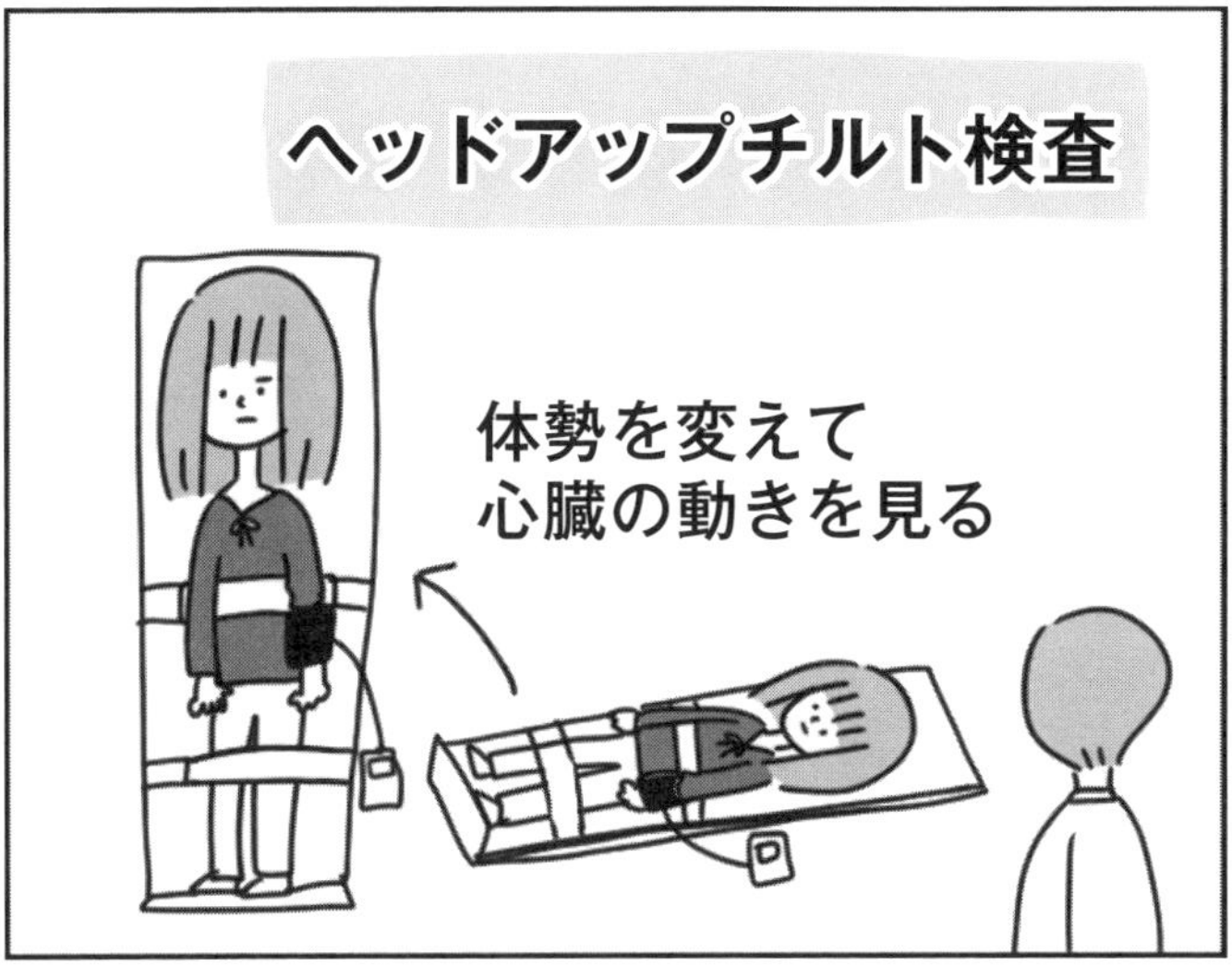
ヘッドアップチルト検査
体勢を変えて
心臓の動きを見る

は15回／分くらいの増加にとどめられています。

もし自律神経失調症なら、こうした調節がうまくいかなくなって血圧と脈拍の値は大きく変動するはずです。

そこで寝ている状態から起立した状態の変化を調べるために行うのが、ヘッドアップチルト検査です。**臥位（寝ている姿勢）で10分間、次に立位（まっすぐ立った姿勢）で8分間の血圧と脈拍値を観察**します。

私のクリニックでは、起立すると血圧が低下する「起立性低血圧」と、起立すると脈拍が異常に増加する「体位性頻脈症候群」が、それぞれ患者さんの約3割に見られました。症状を併発している人もいますが、どちらかひとつでも異常が認められる人の割合は、約5割です。

このようにヘッドアップチルト検査で血圧や脈拍に異常が見られれば、ますます自律神経失調症の疑いが強くなります。

そこで、私のクリニックでは、次に「心拍変動パワースペクトル解析」という方法で検査します。

心拍変動パワースペクトル解析

自律神経は全身に張り巡らされているので、自律神経が支配している臓器の動きから、間接的に自律神経機能を推定する方法を用います。

それが、心拍変動パワースペクトル解析。これは心臓の動きを心電図で調べ、心拍の揺らぎ（変動）を解析して、**そこから交感神経や副交感神経の強さを逆算して数値化する検査**です。

[心拍変動パワースペクトル解析]

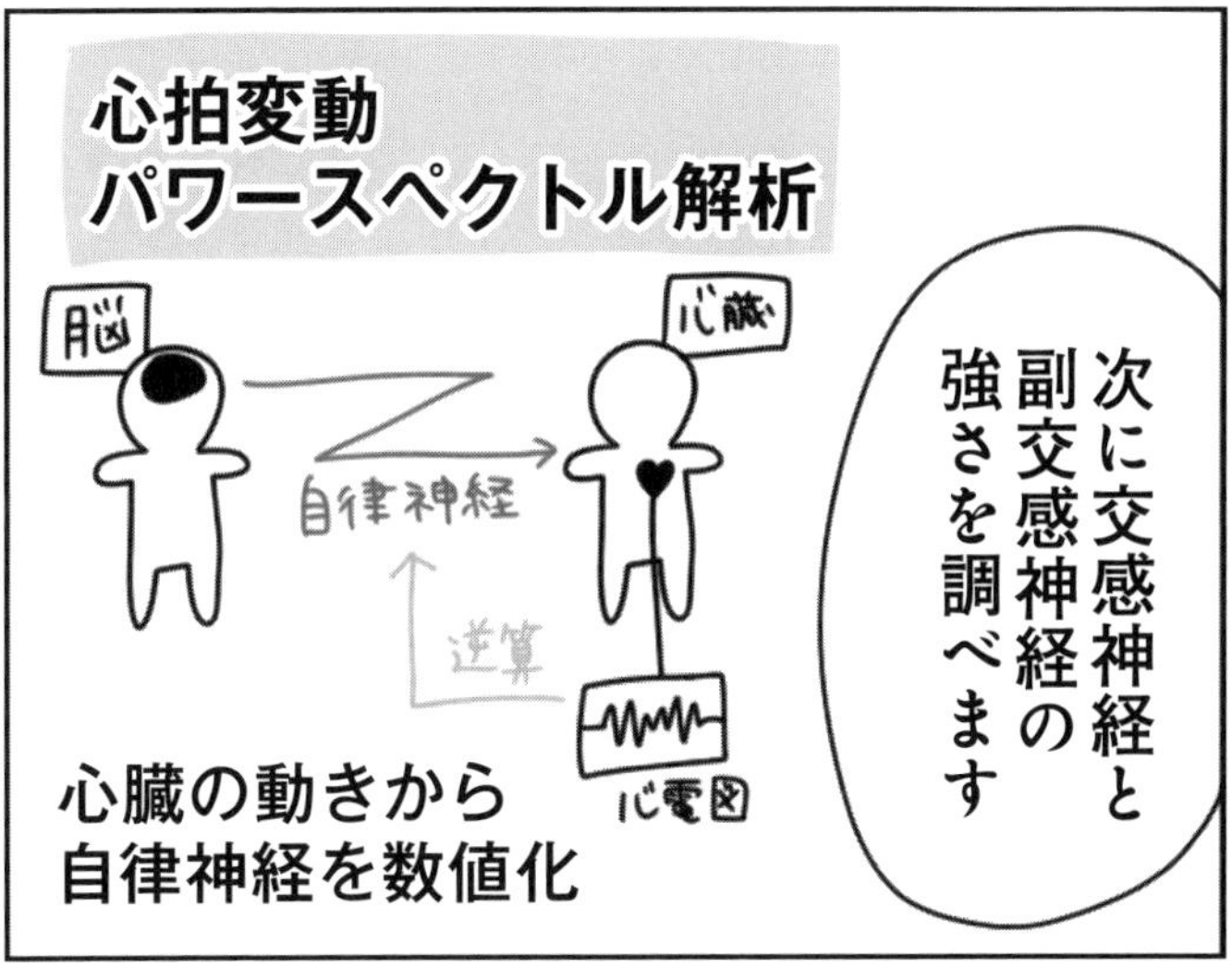

この検査で交感神経と副交感神経の強さを測定し、正常値と比較してどちらかに異常が見られれば、自律神経失調症と診断を確定します。

私のクリニックでは、交感神経が強過ぎるケース（53％）、副交感神経が強過ぎるケース（38％）、または弱過ぎるケース（21％）を、異常としてチェックしています。

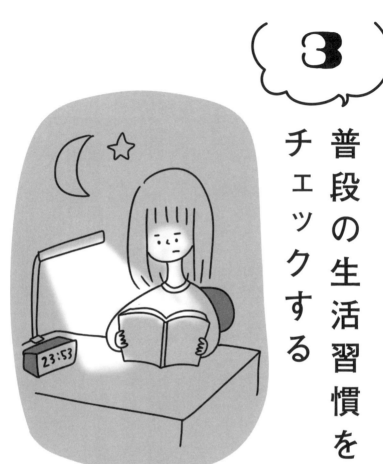

3

普段の生活習慣をチェックする

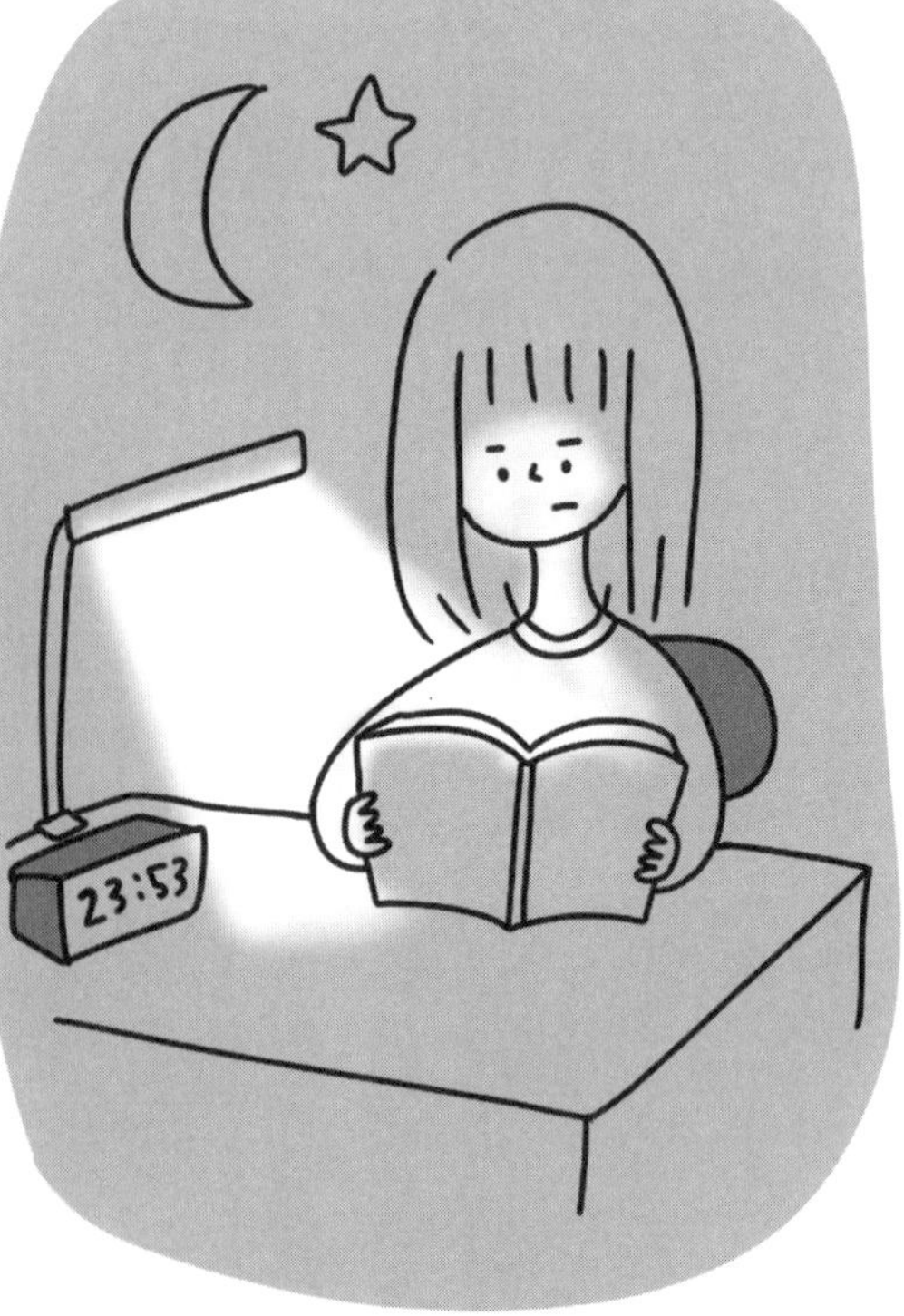

POINT

1. 日中しっかり活動して、夜は早く寝ているか？

2. 小食だったり偏食だったりしないか？

3. 体重や筋肉の発達が十分な水準に達しているか？

昔と今では、子どもの生活って全然違いますよね。残念ながら、今の子どもたちの生活環境や生活習慣が、ODを引き起こしやすくしているのです。外遊びをする場所が少ないから、運動不足で日光にあまり当たらない。その前に、そもそも外で遊ぶよりもゲームが好き。他にも夜型、スマホ命、コンビニやファストフードでの手軽な食事、若いのにダイエットに励んで栄養不足……。

こういう歪んだ生活スタイルがODを引き起こし、ODがさらに生活を歪める、という悪循環に陥ります。

そこで、生活の乱れはないか、食事はしっかりとれているか、ちゃんと運動して筋肉が成長しているか、という3つの角度から現状を評価してみなければいけません。

それぞれ、確認していきましょう。

やっぱりＯＤ！と思われる生活習慣

ＯＤの子どもたちの生活習慣を見ていると、共通点が多くあります。現状評価問診票（Ｐ53）を用い、「食事」「生活」「筋肉」の３つの側面からチェックしてみましょう。

十分な食事

私のクリニックの患者さんでは、「食事が不規則、足りない」という人は27％。ＯＤでは朝起きられないため、**朝食を抜く子どもが多く見られます**。すると必然的に夕食が遅くなりますし、規則正しい食事ができないので、ビタミン・ミネラルを消失させるインスタント食品の頻度が多くなりがちです。

規則正しく、自然食品をとる必要があります。食事も〝グータラ〟ではいけません。

規則正しい生活

朝起きて昼は活動し、暗くなったら眠るという、昔ながらの規則正しい生活を送ることが、自律神経にとっては理想的です。

ところが今の子どもたちの多くは、そういうスタイルとはかけ離れた生活を送っています。実際に、私の患者さんの60％には生活の乱れが認められます。**スマホやゲームをいじっているうちに、いつの間にか真夜中になってしまって、寝るのは深夜。**そんな乱れた生活をしていたら、自律神経だって訳がわからなくなります。

朝・昼・夜をしっかり意識した規則正しい毎日の生活。それが自律神経にとって、何より理想的だということを覚えておいてください。

筋肉の成長

思春期では一般的に、男児は3年で平均10kg、女児は平均5kgも体重が増えます。ところがODでは、体重の伸び率は少なく、やせている子どもが多いのです。実際に、私のクリニックでは52%が筋肉不足でした。

筋肉量を数値化したFFMI【(体重kg－体脂肪量kg)÷(身長m)^2】を調べると、筋肉低下例が目立ちました。

また肥満や低体重の判定で使われるBMI【体重kg÷(身長m)^2】の値も、18・5未満は「やせている」と判定されますが、**ODの子どもはBMIが18・5に近い、あるいは下回るケースが多い**印象を受けます。

後で述べますが、やせて筋肉が乏しいと自律神経失調症につながりやすいのです。筋肉が乏しくて運動不足の子がODになりやすく、ODになってますます運動から遠のくといった悪循環が起こります。

現状評価問診票

1	朝食は、毎日きちんと食べている	はい／いいえ
2	食事は、ゆっくり食べている	はい／いいえ
3	食事時間は規則正しい	はい／いいえ
4	偏食があまりない	はい／いいえ
5	タンパク質（肉、魚、卵、大豆）を、夜しっかりとっている	はい／いいえ
6	水分を多くとるようにしている	はい／いいえ
7	間食を控えている	はい／いいえ
8	インスタント食品はあまり食べない	はい／いいえ
9	学校以外にも外出するようにしている	はい／いいえ
10	体を動かすことが好きだ	はい／いいえ
11	部活やクラブ活動をやっている	はい／いいえ
12	パソコンやスマホ、ゲームを、夜は控えている	はい／いいえ
13	昼夜逆転の生活をしていない	はい／いいえ
14	起床時間や就寝時間は概ね一定である	はい／いいえ
15	日課や目標を持って生活している	はい／いいえ
16	屋外で遊ぶことが多い	はい／いいえ
17	体重【　】kg÷身長【　】m÷身長【　】m ＝BMI【　】が、18.5以上	はい／いいえ
18	1年で体重の増加が、男性:2kg以上、女性:1kg以上	はい／いいえ
19	（体重【　】kg－体脂肪量【　】kg） ÷身長【　】m÷身長【　】m ＝FFMI【　】が、男性:18以上、女性:14以上	はい／いいえ
20	握力【右　／左　】kgが、平均以上である	はい／いいえ
21	1日5000歩以上歩いている	はい／いいえ
22	1週間のうち3日以上運動している	はい／いいえ

※握力平均は、スポーツ庁の「体力・運動能力調査」結果から調べられます

4

自律神経について知る

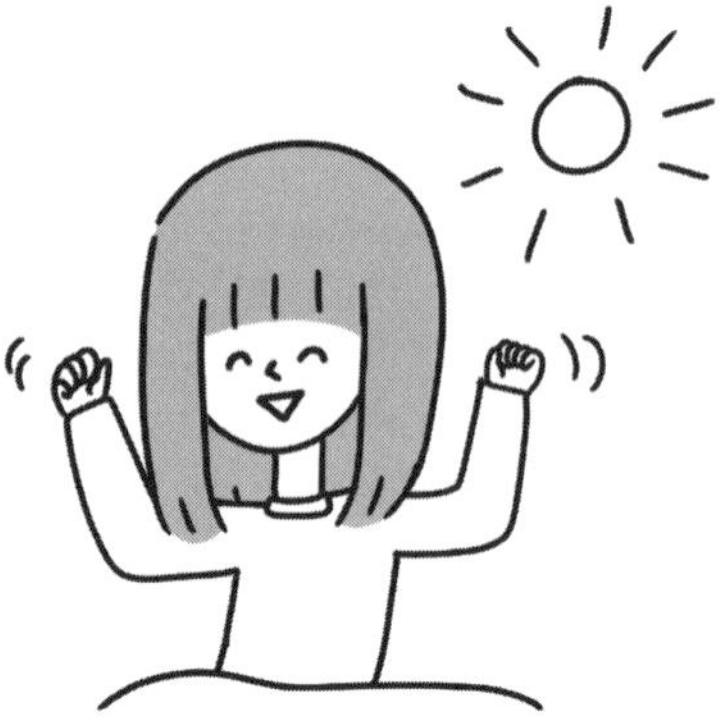

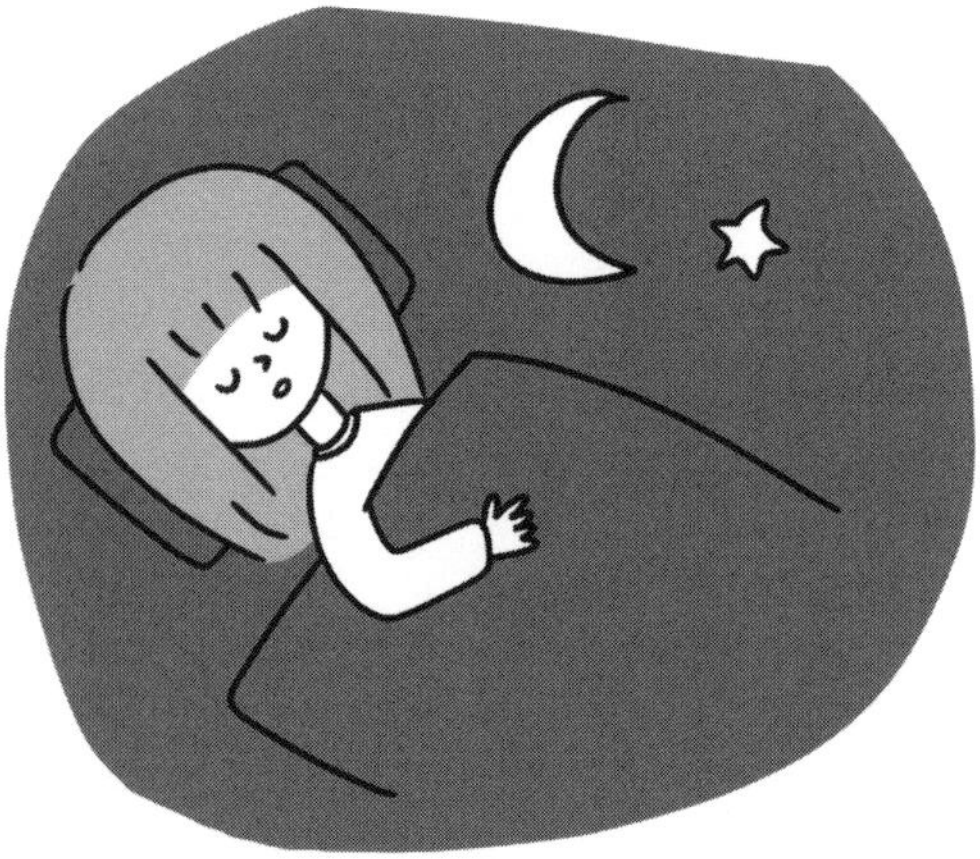

POINT

1. 自律神経は、脳が内臓を動かすための接続ケーブル
2. 自律神経失調症は、内臓の病気
3. 自律神経失調症が長引くと、ODの治療にも時間がかかる

自律神経。みなさんもよく聞く言葉ですよね？　ところが、「じゃあ、自律神経って何？」「どういう働きをしている神経なの？」ときくと、答えられないという人がほとんどではないでしょうか。

だから、さまざまな体の不調が自律神経と関係があるといわれても、「え？」となります。なぜ朝、起きられないのか。なぜ頭痛や腹痛で苦しむのか。なぜ夜になると元気なのか。自律神経のせいだなんていわれても、ピンときませんよね。

自律神経は、体内の情報を集めて処理する中枢神経（脳と脊髄）と体中の内臓とを結ぶ末梢神経です。内臓をうまく動かす役目を担っています。

内臓をさまざまな種類の電気製品にたとえて考えてみるとすれば、自律神経はケーブルになります。どんなにすごい電気製品でも、ケーブルが切れたり接触不良になったりすれば「あれっ？　動かない……」となります。それと同じように、体の中で不調が起きているのです。

この仕組みを、もう少し理解することから始めてみましょう。

つまり、自律神経って何？

人間の生命活動を支えているのは、脳から臓器、手足の末端まで網の目のように張り巡らされている神経です。

神経は大きく分けると「中枢神経」と「末梢神経」になり、さらに末梢神経は意思によって体を動かす「運動神経」、いろいろな感覚を中枢神経へ伝える「知覚神経」、そして「自律神経」に分かれています。

自律神経は、意思に関係なく呼吸や体温、血圧、心拍、消化などの「生きていくために必要な生命活動」を維持するために常に働き続けている神経なのです。つまり、**内臓を自動でコントロールしている**と言い換えることもできます。ストレスや環境な

［神経の種類］

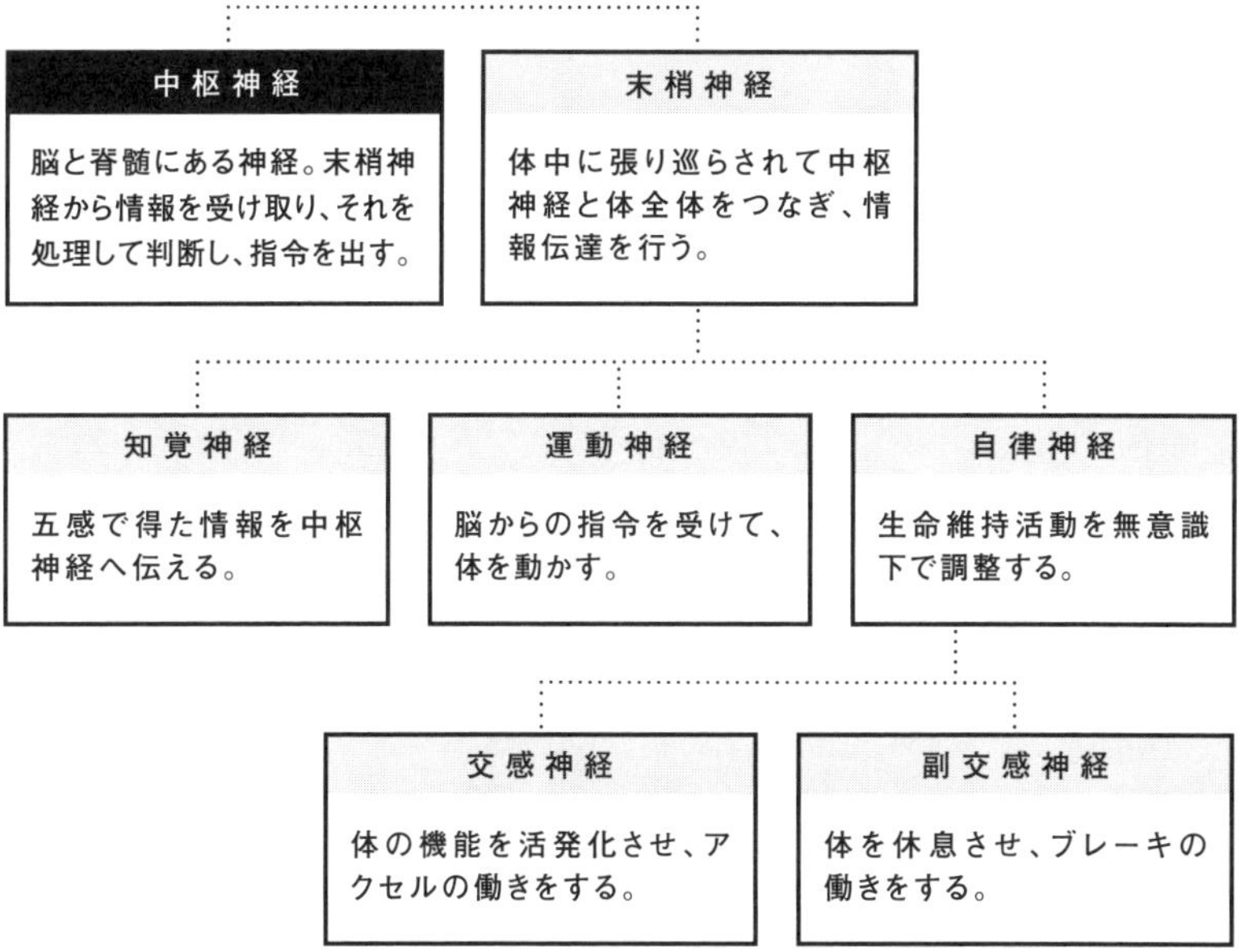
中枢神経
脳と脊髄にある神経。末梢神経から情報を受け取り、それを処理して判断し、指令を出す。
末梢神経
体中に張り巡らされて中枢神経と体全体をつなぎ、情報伝達を行う。
知覚神経
五感で得た情報を中枢神経へ伝える。
運動神経
脳からの指令を受けて、体を動かす。
自律神経
生命維持活動を無意識下で調整する。
交感神経
体の機能を活発化させ、アクセルの働きをする。
副交感神経
体を休息させ、ブレーキの働きをする。

どの変化に対応して、体を最適な状態に微調整します。

　どうして調整できるのか？　それは**自律神経が状況に応じて「交感神経」が強くなったり「副交感神経」が強くなったりする**からです。

　活動するときに働くいわばアクセルのような交感神経と、休息するときに働くブレーキのような副交感神経。たとえば運動をすれば交感神経が優位になって心拍数も血圧も上がります。一方でリラックスして休んでいるときには、副交感神経が優位になり心拍数も血圧も下がります。

アクセルとブレーキを使い分けながら上手に車を運転するように、交感神経と副交感神経も正反対の役割を持ちながら、あらゆる臓器を制御して体を最適な状態に保っています。

また、一日の体のリズムを作っているのも自律神経の特徴です。**日中は活動的になるため交感神経が優位になり、夜は体を休めるため副交感神経が優位になります。**朝起きて昼間に活動し、夜は眠くなる。私たちは自然の中で生きる生物として、自律神経によってそういうリズムが作られています。現代の生活がそれを乱すことで、体の不調も引き起こされてしまうのです。

では、自律神経がどのように乱れて、自律神経失調症となるのか。

私のクリニックでのデータですが、まず交感神経が強く働き過ぎる交感神経過敏が5割以上を占めています。つまり、体の中でアクセルが強く踏まれ過ぎるような状況です。

そして、交感神経に対抗して副交感神経が働き過ぎる副交感神経亢進もあります。

［　自律神経の特徴　］

交感神経 ＝ 内臓を戦わせる神経	副交感神経 ＝ 内臓を休ませる神経
昼間に働く	夜間に働く
活動時に働く	休息時に働く
緊張したときに働く	リラックスしたときに働く
心臓を活発にする	消化器官を活発にする
血管を収縮させる	血管を拡張させる
エネルギーを使う	エネルギーをためる
体内にゴミを作る	体内のゴミを捨てる

これは、アクセルの強さに対抗してブレーキも強くなる状態。また、長く自律神経失調症が続くと、副交感神経がちゃんと働かない副交感神経低下という事態が起こることもあります。体にブレーキをかけたくても、かけられないということになります。これはかなり重い自律神経失調症といえ、回復にも時間がかかります。場合によっては、休学も必要です。

いずれも自分の体をうまく運転できなくなるわけで、それがあちらこちらの体の不調として表れてくるわけです。

ODと自律神経の関係性

ODは思春期の成長の遅れによる自律神経失調症。運転の初心者がアクセルとブレーキを間違えやすいように、未熟だから交感神経と副交感神経を使い分けられないのです。すると体にどんな負荷がかかるのか、代表的なケースを見てみましょう。

体位性頻脈症候群

起立したときに下半身に血液がとどまることで、交感神経が異常に興奮して頻脈になります。通常は起立によって1分間の脈拍が15程度増加するところ、40以上も増加。つまり、立つだけで走るのと同じぐらい脈拍が増えるので、体がつらいのも当然です。

起立性低血圧

起立したときに自律神経がうまく働かず、血圧が低下してしまいます。起立初期に血圧が低下する「起立直後性低血圧」と、徐々に血圧が低下していく「遷延性起立性低血圧」があります。

一般的に**自律神経失調症は、交感神経が副交感神経より強くなったときに起こる症状**です。しかし交感神経が暴れると、それを抑えるために副交感神経が必要以上に強くなります。その結果、内臓の休息モードが高まって、朝、思うように活動できなくなることもあります。副交感神経が強過ぎても、元気な学校生活を妨げます。

ODは、他にもさまざまな症状を引き起こします。なんといっても、自律神経は体全体に張り巡らされているため、多彩な臓器に影響を与えるからです。原因がわかりにくい症状には、自律神経失調症が隠れているかもしれません。その場合、根本的に治すためには自律神経を修復することが大切です。

Q コロナ禍で不登校は増えた？

A

2020年からのコロナ禍は、私たちの生活を大きく変えました。仕事や学校に行けない。運動ができない。遊びにも行けない。外に出られない。買い物も最小限にしなきゃいけない。人と会えない……。

こんな毎日を送っていたら、健康な人でも体調が悪くなりますよね。だから、成長過程の子どもたちはなおさら大変です。健全な成長に邪魔が入るようなものですから。

特に、「十分な食事」「規則正しい生活」「筋肉の成長」が重要である思春期の自律神経にとって、その3つとも乱されてしまう環境です。コロナ禍は、自律神経の大敵であるといえます。

そのため医療関係者の間では、コロナ禍でODの患者数が増えたというのが一般的な認識になっています。

おまけに日光に当たる時間が減ったせいで、幸せホルモンといわれるセロトニンの分泌も少なくなるので、気が滅入る。ただでさえ、当たり前にできていたことができない日常にストレスを感じているのですから、メンタルが

COLUMN

ダメージを受けても仕方ありません。精神的要因が大きいODも、確実に増えますよね。

実際に、私のクリニックに来るODの患者さんも、2倍程度に増えました。

コロナ禍はどの世代にも同じように影響を及ぼしていますが、やはり多感な思春期の子どもたちが学校に行けなくなるということは、大きな衝撃なのでしょう。

心も体も成長する時期に、成長に適した環境を奪われてしまった。これは、戦争などに匹敵する非常事態です。

ただ、ため息ばかりついていてもこの状況は良くなりません。コロナ禍だけでなく、私たちの力ではどうしようもない環境の変化に巻き込まれることが、これから先にもあるかもしれないのです。

そんなときのためにも、今、少しでも自分で自律神経を整えるにはどうすればいいのか知っておくことは大事です。それが生きる力になります！

第2章

生活リズムを整える

HOP!

これから、HOP! STEP! JUMP!
の3段階でODを改善していきます。
まずはHOP!
生活にメリハリをつけて、一日のリズムを整えましょう。

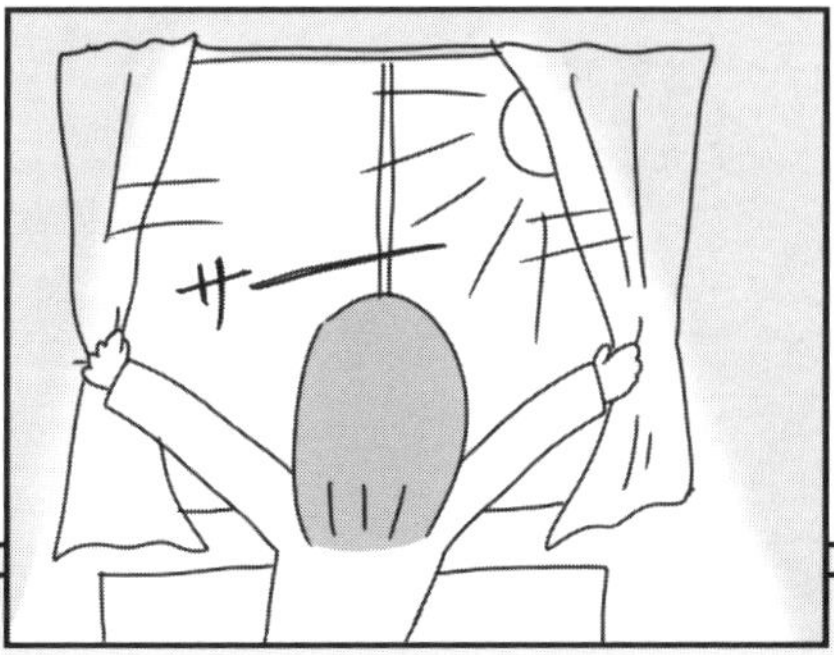

第3話　早起きは何文の得？

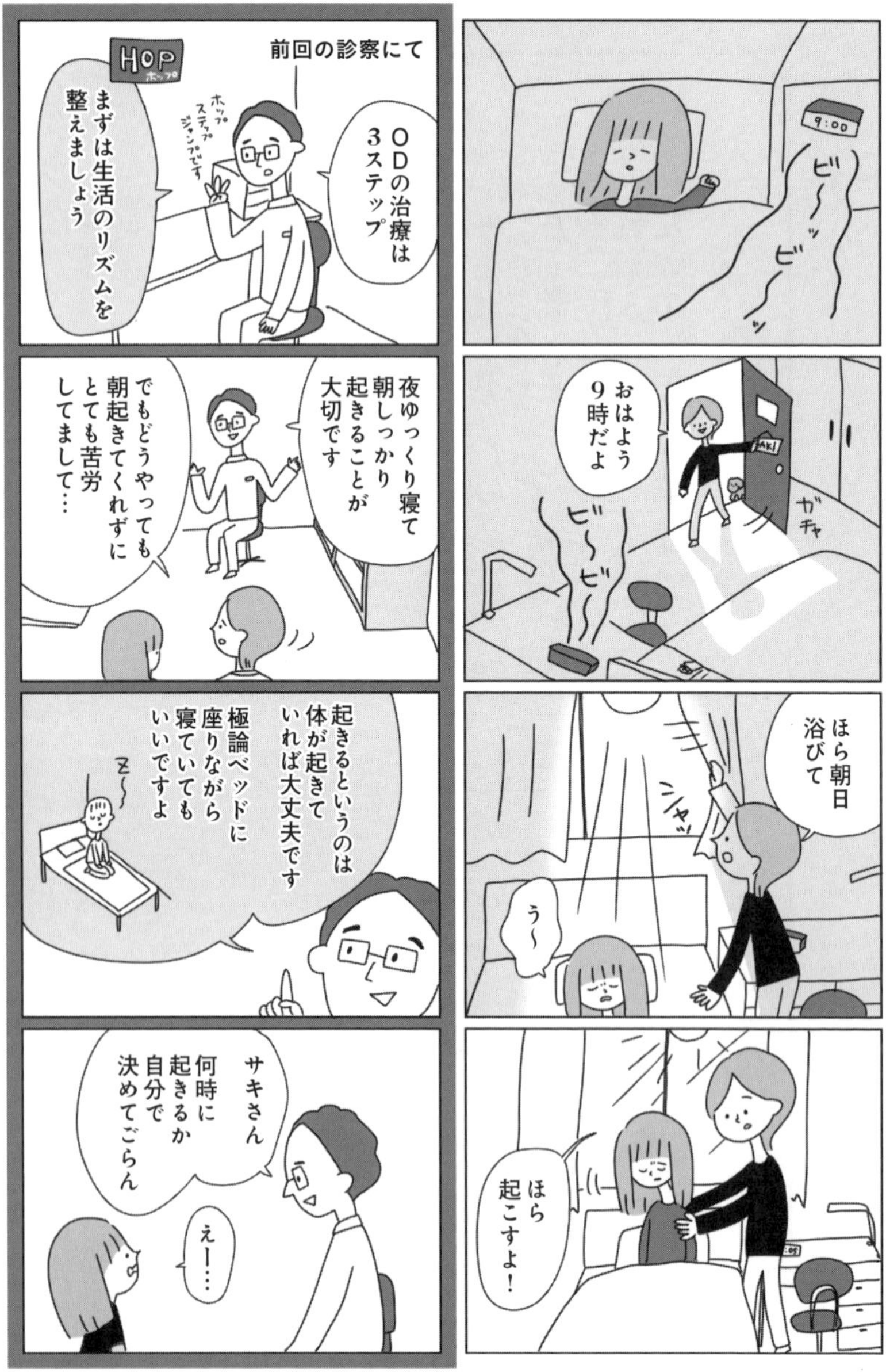
9:00
ビ〜ッ　ビ〜ッ
おはよう　9時だよ
ガチャ
SAKI
ビ〜ビ〜
ほら朝日　浴びて
シャッ
う〜
ほら　起こすよ！
前回の診察にて
ODの治療は　3ステップ
HOP　ホップ
ホップ　ステップ　ジャンプです
まずは生活のリズムを　整えましょう
夜ゆっくり寝て　朝しっかり　起きることが　大切です
でもどうやっても　朝起きてくれずに　とても苦労　してまして…
起きるというのは　体が起きて　いれば大丈夫です　極論ベッドに　座りながら　寝ていても　いいですよ
Z〜
サキさん　何時に　起きるか　自分で　決めてごらん
え━…

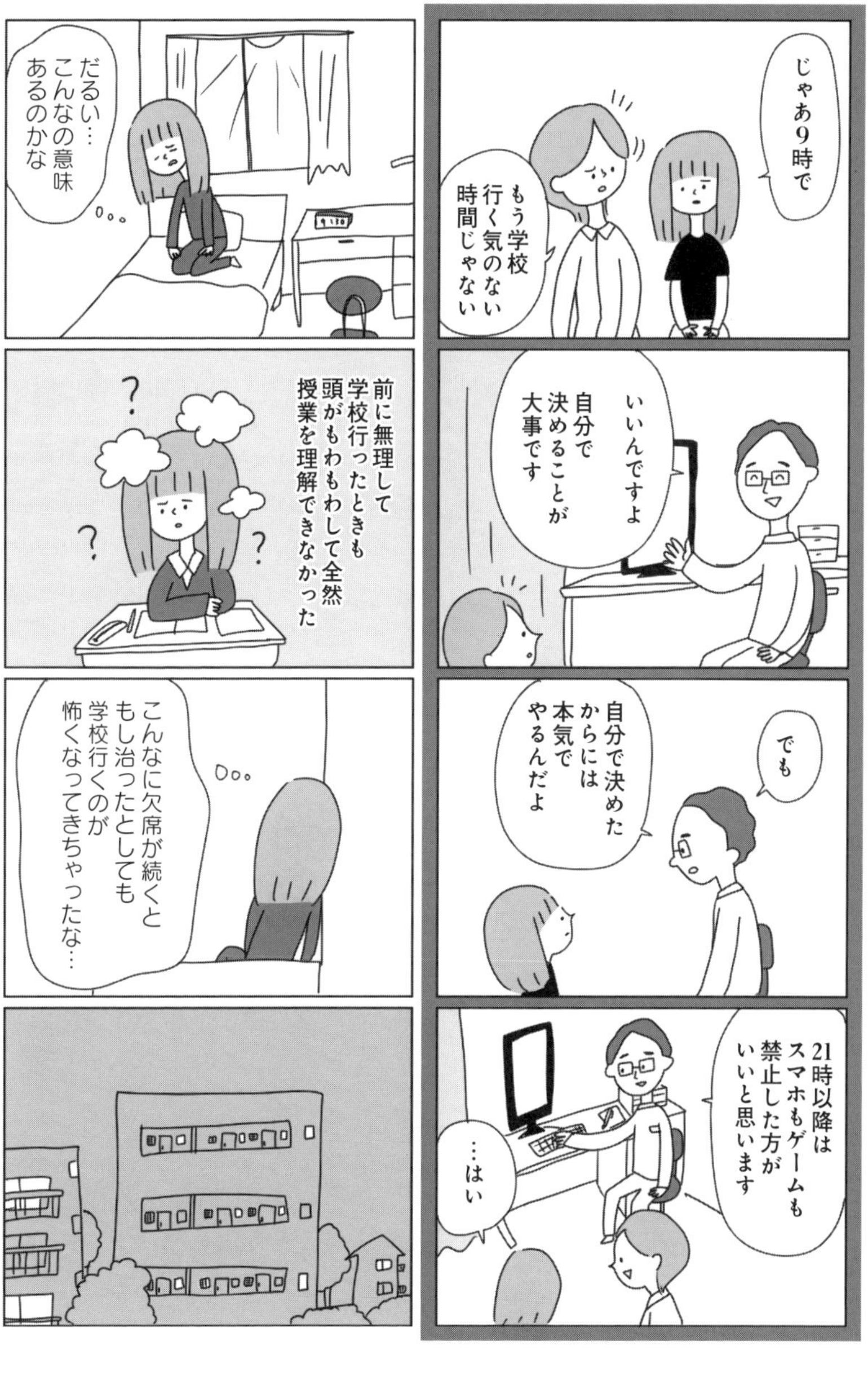
じゃあ9時で
もう学校行く気のない時間じゃない
いいんですよ 自分で決めることが大事です
でも
自分で決めたからには本気でやるんだよ
21時以降はスマホもゲームも禁止した方がいいと思います
…はい
だるい… こんなの意味あるのかな
前に無理して学校行ったときも頭がもわもわして全然授業を理解できなかった
こんなに欠席が続くともし治ったとしても学校行くのが怖くなってきちゃったな…

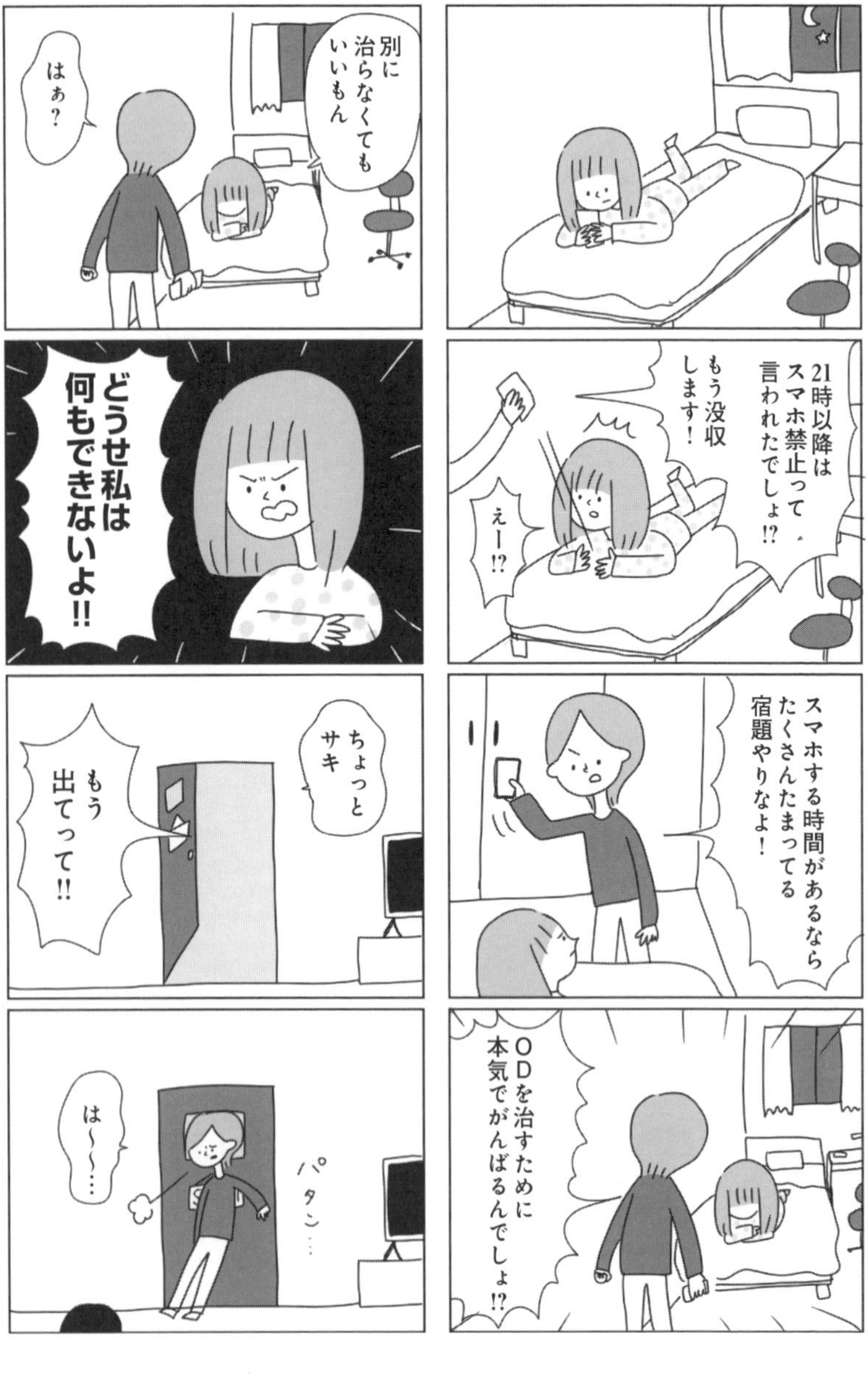
別に治らなくてもいいもん
はぁ?
21時以降はスマホ禁止って言われたでしょ!?
もう没収します!
えー!?
どうせ私は何もできないよ!!
スマホする時間があるならたくさんたまってる宿題やりなよ!
ちょっとサキ
もう出てって!!
ODを治すために本気でがんばるんでしょ!?
は〜〜…
パタン…

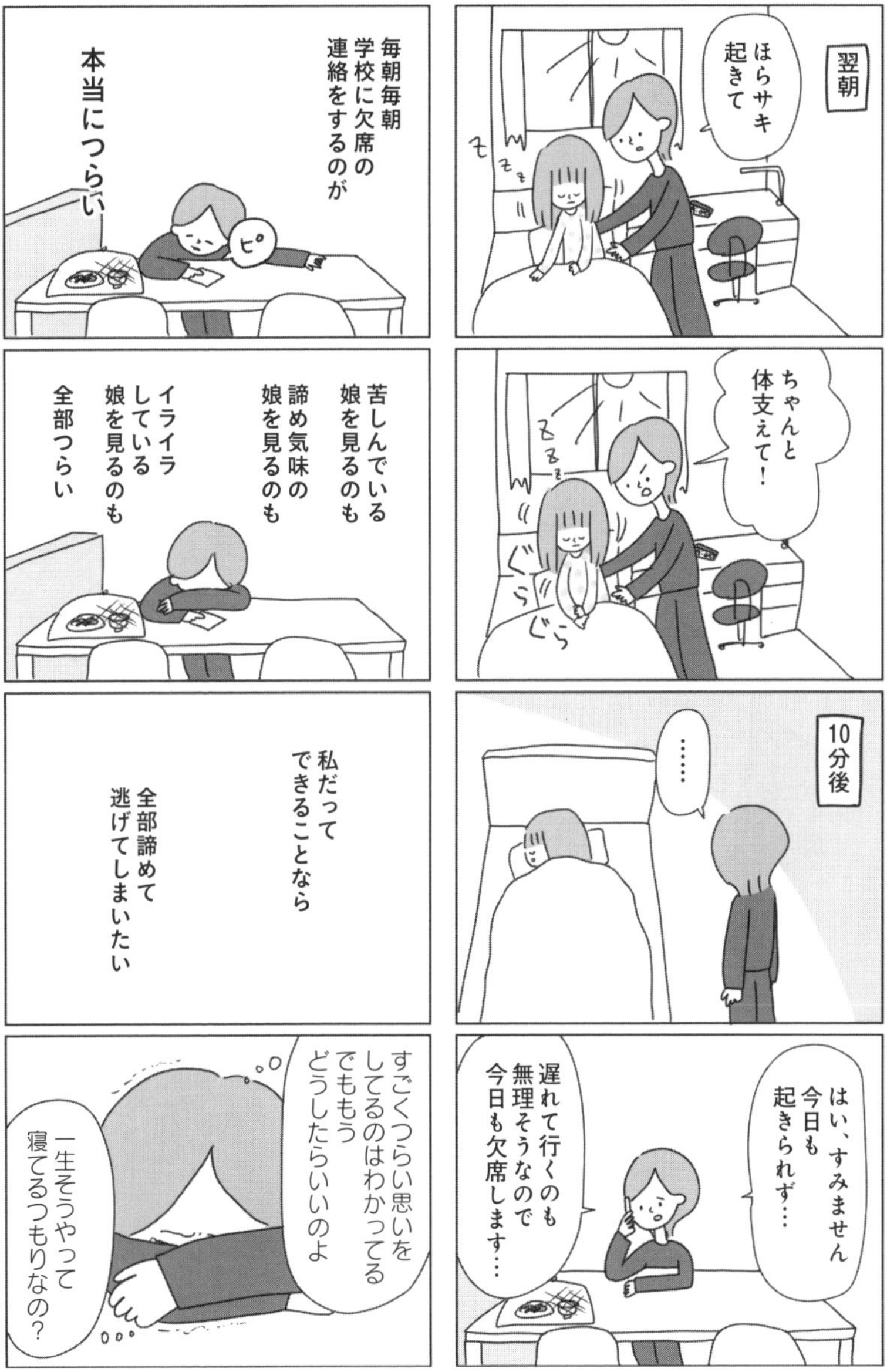
翌朝
ほらサキ起きて
毎朝毎朝学校に欠席の連絡をするのが
ピ
本当につらい
ちゃんと体支えて!
ぐらぐら
苦しんでいる娘を見るのも
諦め気味の娘を見るのも
イライラしている娘を見るのも
全部つらい
10分後
……
私だってできることなら
全部諦めて逃げてしまいたい
はい、すみません今日も起きられず…
遅れて行くのも無理そうなので今日も欠席します…
すごくつらい思いをしてるのはわかってるでももうどうしたらいいのよ
一生そうやって寝てるつもりなの?

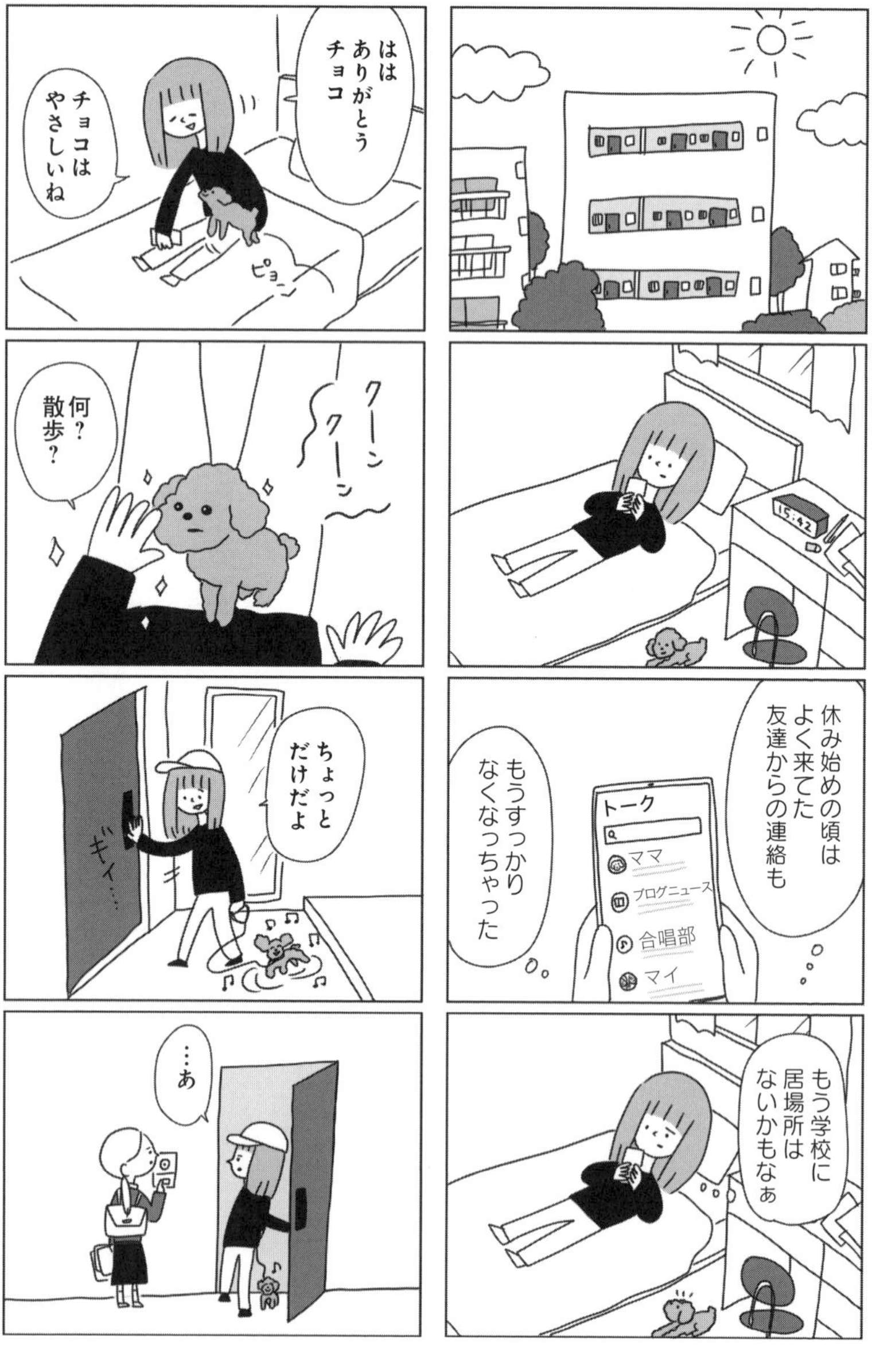
はは ありがとう チョコ
チョコは やさしいね
ピョン
クーン クーン
何？ 散歩？
休み始めの頃は よく来てた 友達からの連絡も
もうすっかり なくなっちゃった
トーク
ママ
ブログニュース
合唱部
マイ
ちょっと だけだよ
ギィ…
もう学校に 居場所は ないかもなぁ
…あ

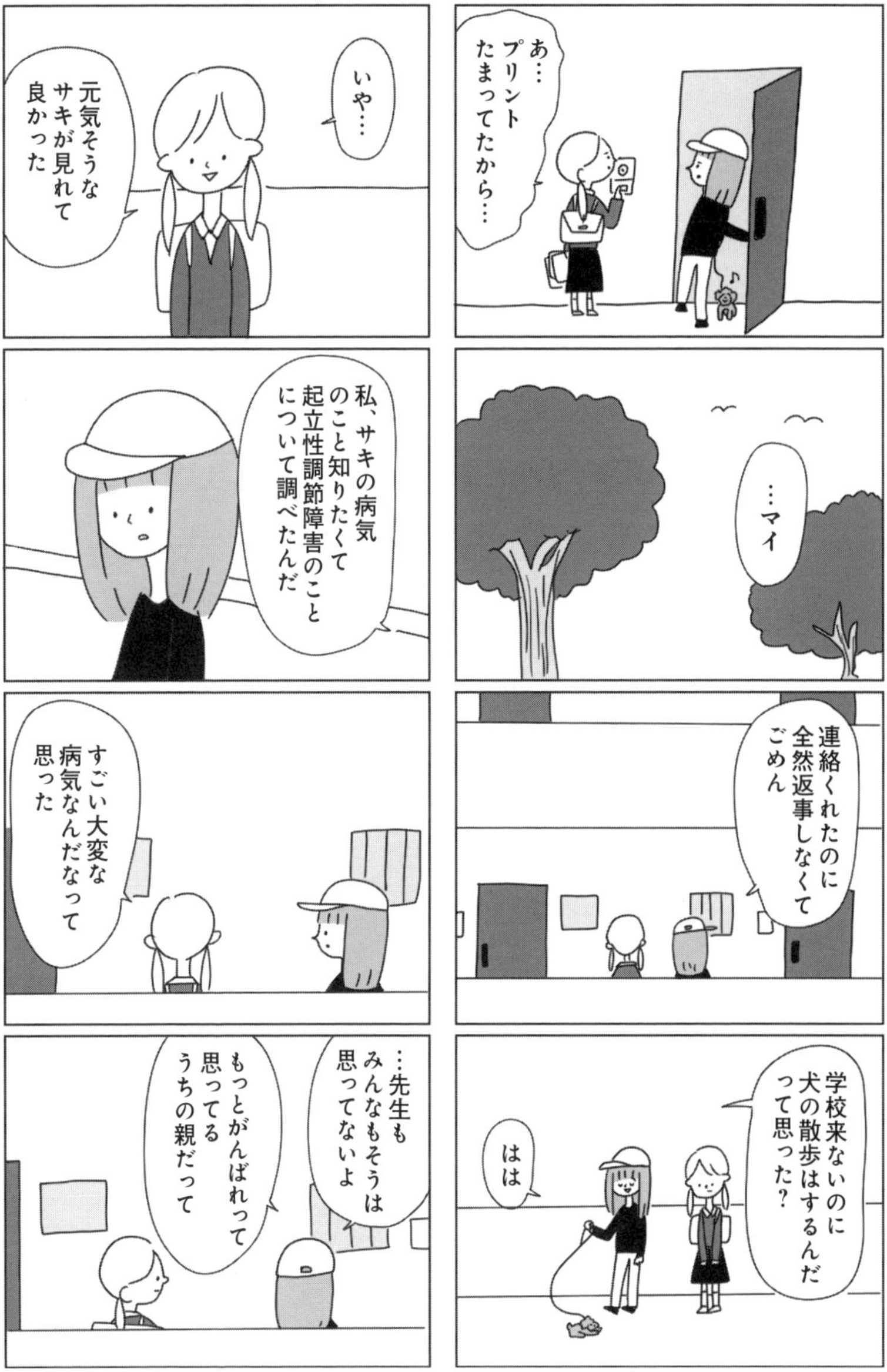

あ…
プリント
たまってたから…
…マイ
連絡くれたのに
全然返事しなくて
ごめん
学校来ないのに
犬の散歩はするんだ
って思った？
はは
いや……
元気そうな
サキが見れて
良かった
私、サキの病気
のこと知りたくて
起立性調節障害のこと
について調べたんだ
すごい大変な
病気なんだなって
思った
…先生も
みんなもそうは
思ってないよ
もっとがんばれって
思ってる
うちの親だって

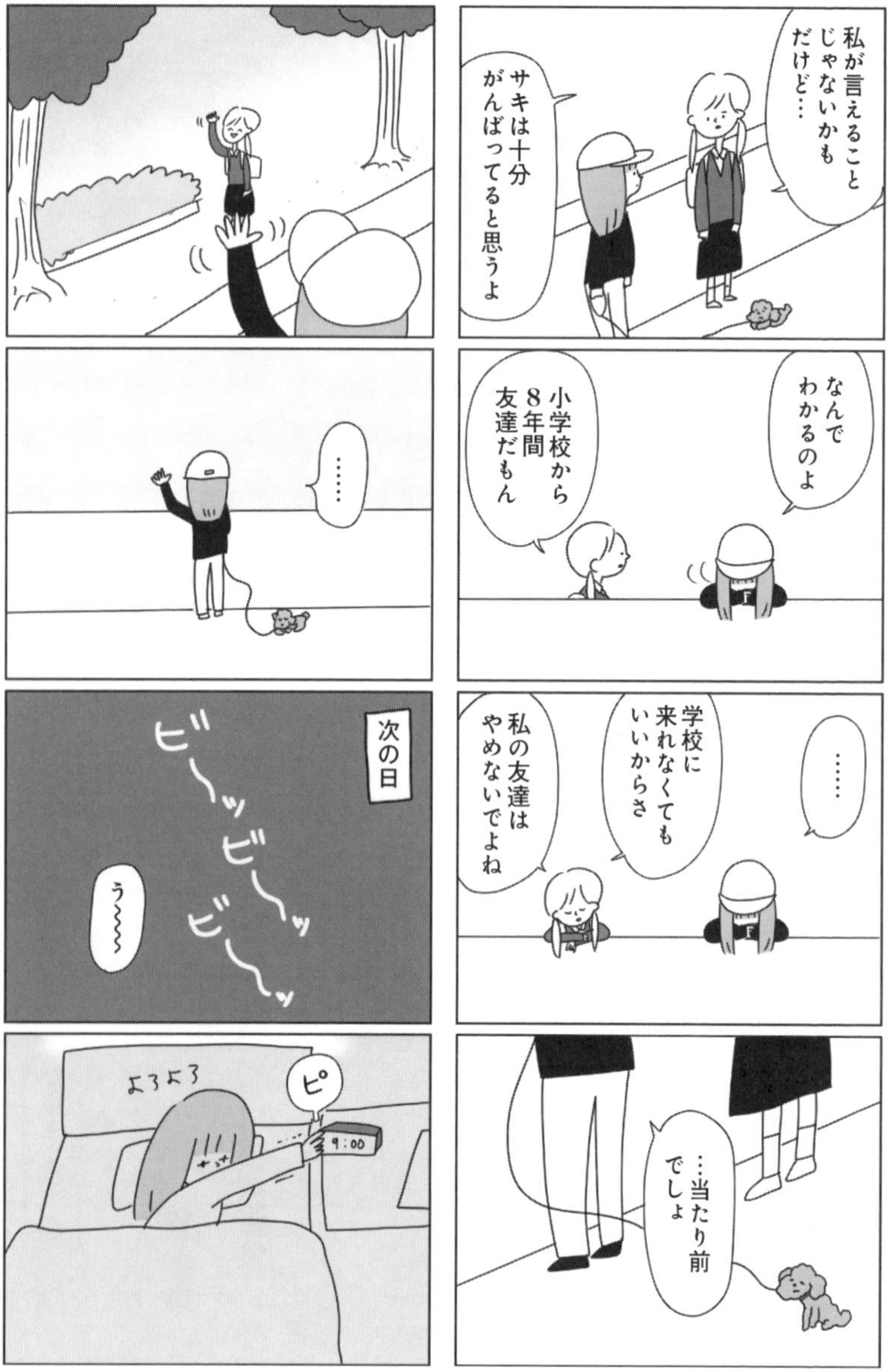
私が言えること じゃないかも だけど…
サキは十分 がんばってると思うよ
なんで わかるのよ
小学校から 8年間 友達だもん
……
学校に 来れなくても いいからさ
私の友達は やめないでよね
…当たり前 でしょ
……
次の日
ビ〜ッ ビ〜ッ ビ〜ッ
う〜〜〜
よろよろ
ピ
9:00

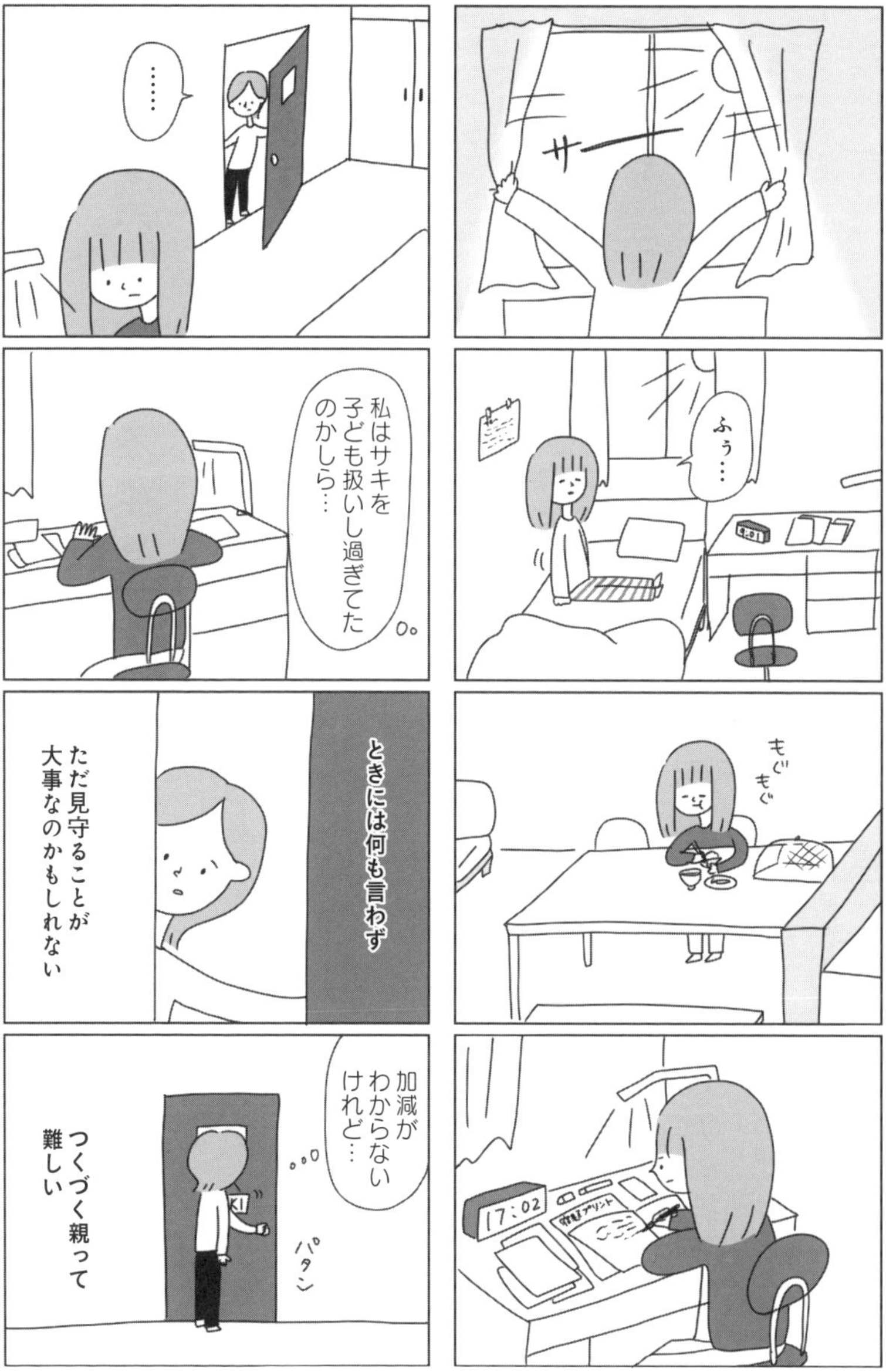
サー
……
ふぅ…
私はサキを子ども扱いし過ぎてたのかしら…
もぐもぐ
ときには何も言わず
ただ見守ることが大事なのかもしれない
17:02
加減がわからないけれど…
パタン
つくづく親って難しい

メリハリのある生活とは？

ＯＤの克服のために一番大切なのは、薬ではありません。何よりも、メリハリのある生活をすることが大切なのです。そしてそれが、ＯＤ改善の第一歩となります。この一歩目を踏み出せなければ、改善はなかなか難しいのです。

では、メリハリのある生活って、いったいどんな生活なのでしょうか。

まず、「メリハリ」という言葉を理解しましょう。漢字にすると「減り張り」と書くので、「メリ」は力を減らして緩めること、「ハリ」は力を張ってがんばることですね。逆の意味を持つメリとハリを、状況に応じてクッキリと使い分けるのがメリハリです。

そしてこのメリハリは、自律神経に大いに影響されています。メリは副交感神経が、ハリは交感神経が支えているのです。**のんびり休んで（メリ）しっかり行動（ハリ）**というスイッチの切り替えで、自律神経というケーブルは修復されていきます。だから、メリハリのある生活が大事なのです。

生活の基本としては、「朝・昼はハリ、夜はメリ」ということを意識しましょう。

これを実践するには、朝はがんばって起きること！　朝起きられないのがODですが、なんとか体を起こして朝食をとり、たとえ学校に行けなくても日中に外出すればハリになります。

そして夜はゆっくり休む。ODは交感神経が暴れることから起きるケースが多いので、交感神経を鎮めて副交感神経にがんばってもらうことが大切なのです。そのためにも、夜はスマホやゲームをやめて休むべきです！

もちろん、ダラダラ休んでばかりいると、今度は副交感神経が強くなり過ぎてバランスを崩します。**メリハリのある生活は、交感神経と副交感神経のバランスを取ること**なので、メリもハリも意識していきましょう。

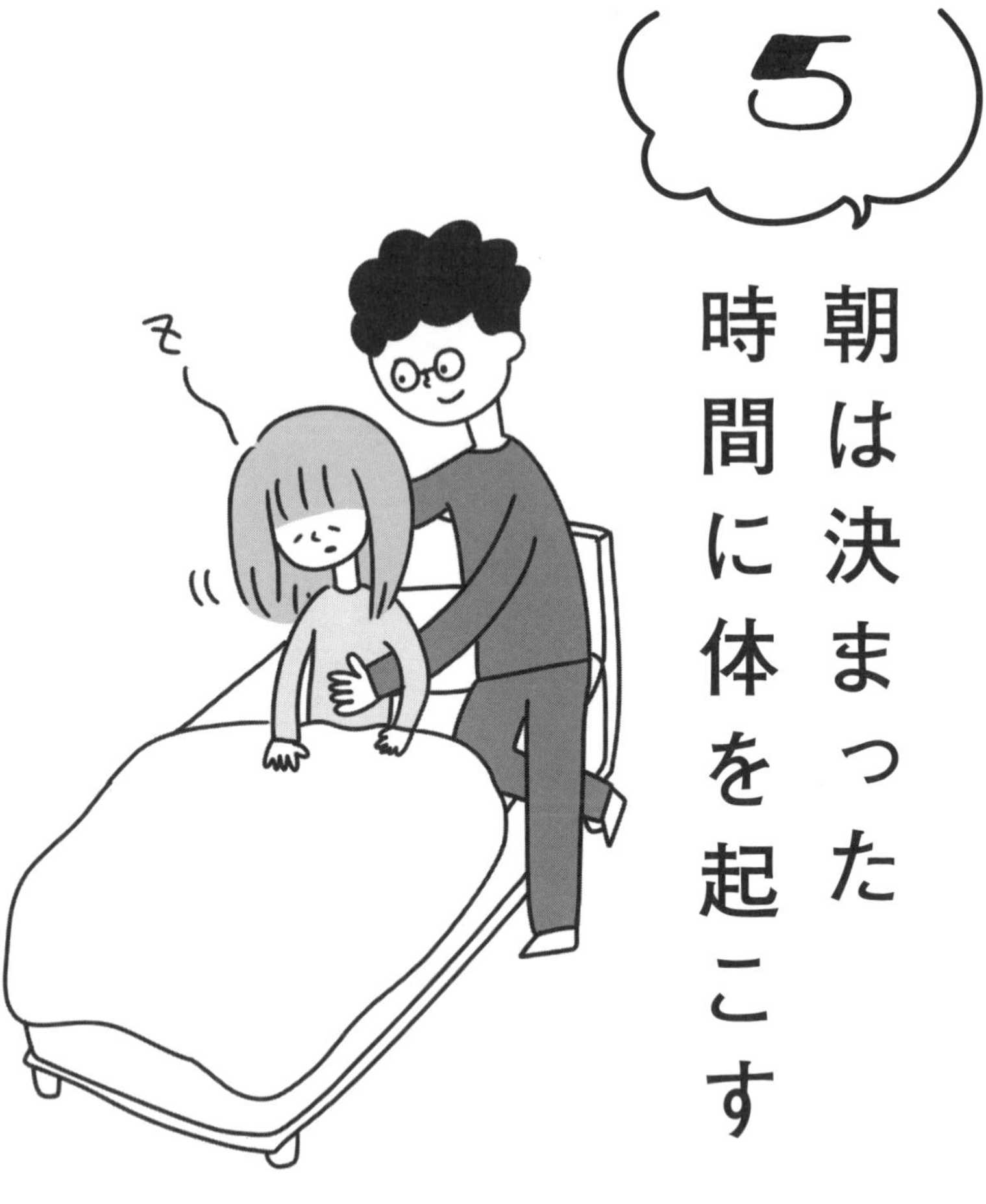

朝は決まった時間に体を起こす

POINT

1.朝になったらとにかく上半身を起こす

2.眠っていても、物理的に頭を上げる

3.自分で起きられない場合は、家族が手を貸す生き物は、「朝は明るくなったら起き、昼間は活動して、夜は暗くなったら寝る」という一日のリズムの中で生きるようになっています。ごく単純な、昔の農民のような暮らしが理想的なのです。

ですから朝は早めにきっちり起きましょう。すると、一日のリズムのスイッチが入ります。

ODの子どもは夜型が多く、どうしても寝るのが遅れがちになります。その結果、朝起きられなくて昼頃までダラダラとベッドの上にいて、学校を休んで外にも出られないから部屋に引きこもる。そして、また夜は眠れない。そんな悪循環に陥ります。

どんなに寝るのが遅れても、しっかり起きること！　どうしても起きられなかったら、座って眠ること！

「起きる」ということを、目覚めて活動することだと考えなくてもいいです。はじめのうちは、とにかく「体を起こすこと」を習慣づけるようにがんばってみましょう。

6 夜は23時までに寝る

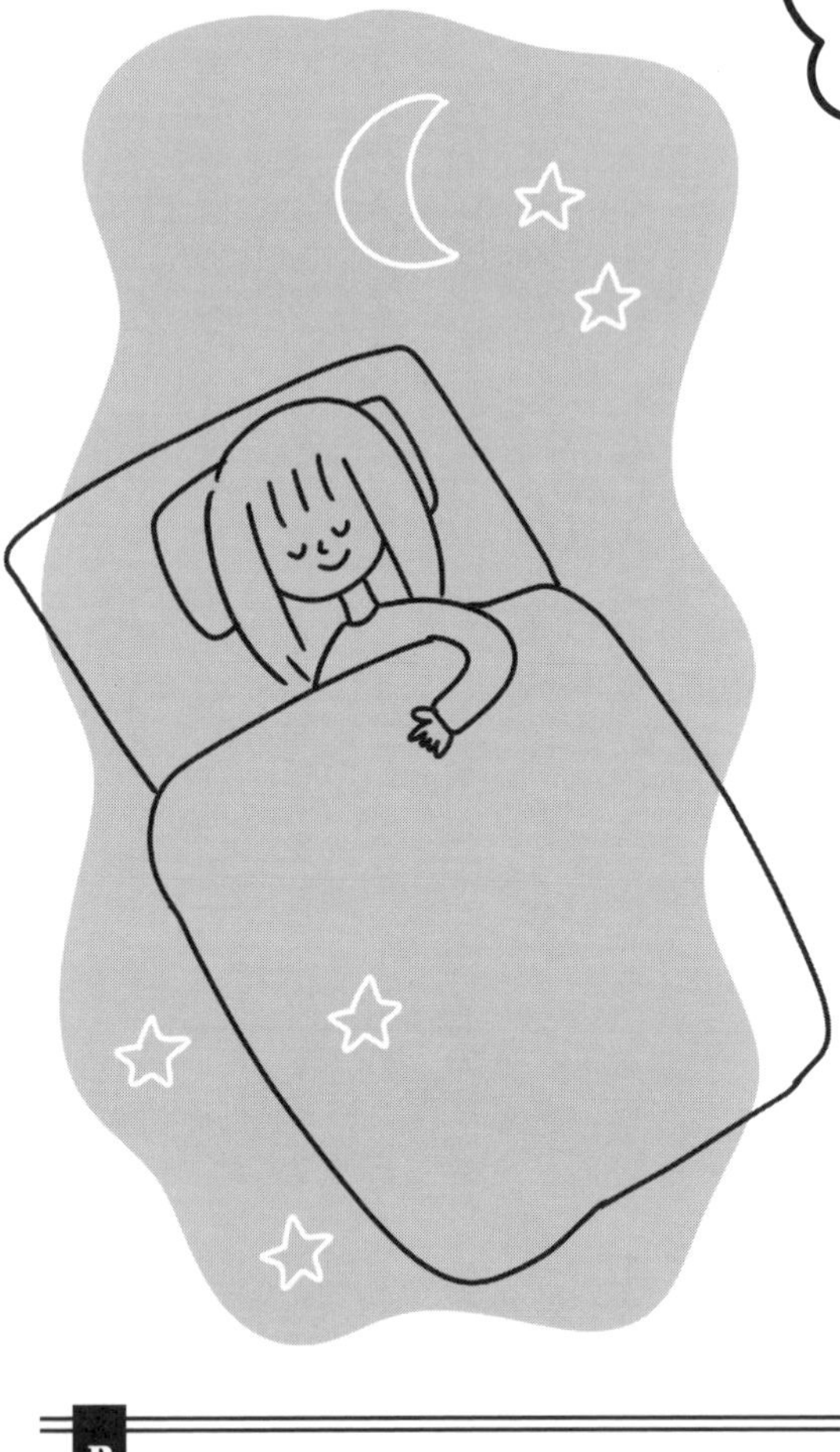

POINT

1.朝起きるために、夜ふかしはしない

2.すぐに眠れなくても、電気を消して横になる

3.夜寝るためのルーティンを作る

朝起きるのと同じように、夜はきちんと眠ることも一日のリズムを守るために大切です。夜型生活をそのままにしておくと、自律神経ばかりかホルモンのバランスも崩れてしまい、ますます夜型になっていきます。

そこで夜型になっている生活リズムを、意識的に「早めにゆっくりして眠りにつく」ことで整えていくのです。

まず、スマホをさわったりゲームをしたりするのをやめて、心も体も休めるようにしましょう。そして、23時頃には電気を消して横になりましょう。場合によっては眠剤の力を借りなければならないこともありますが、朝しっかり起きて昼間に適度な運動ができていれば、夜は自然に眠くなるもの。ですから、夜にゆっくりすることだけでなく、朝起きることと体を動かすことも併せて意識するといいですね。両方意識することで、メリハリのバランスが整います。

最初は十分に眠れなかったとしても、朝になったら必ず体を起こすこと。つらいけど、ここががんばりどころです。

7

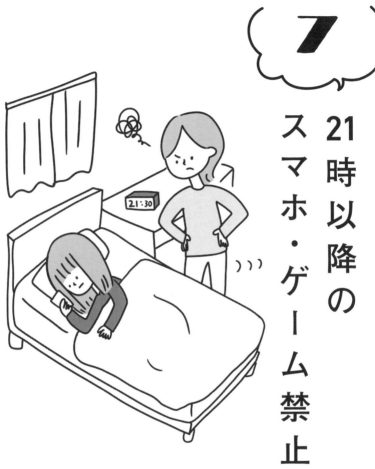

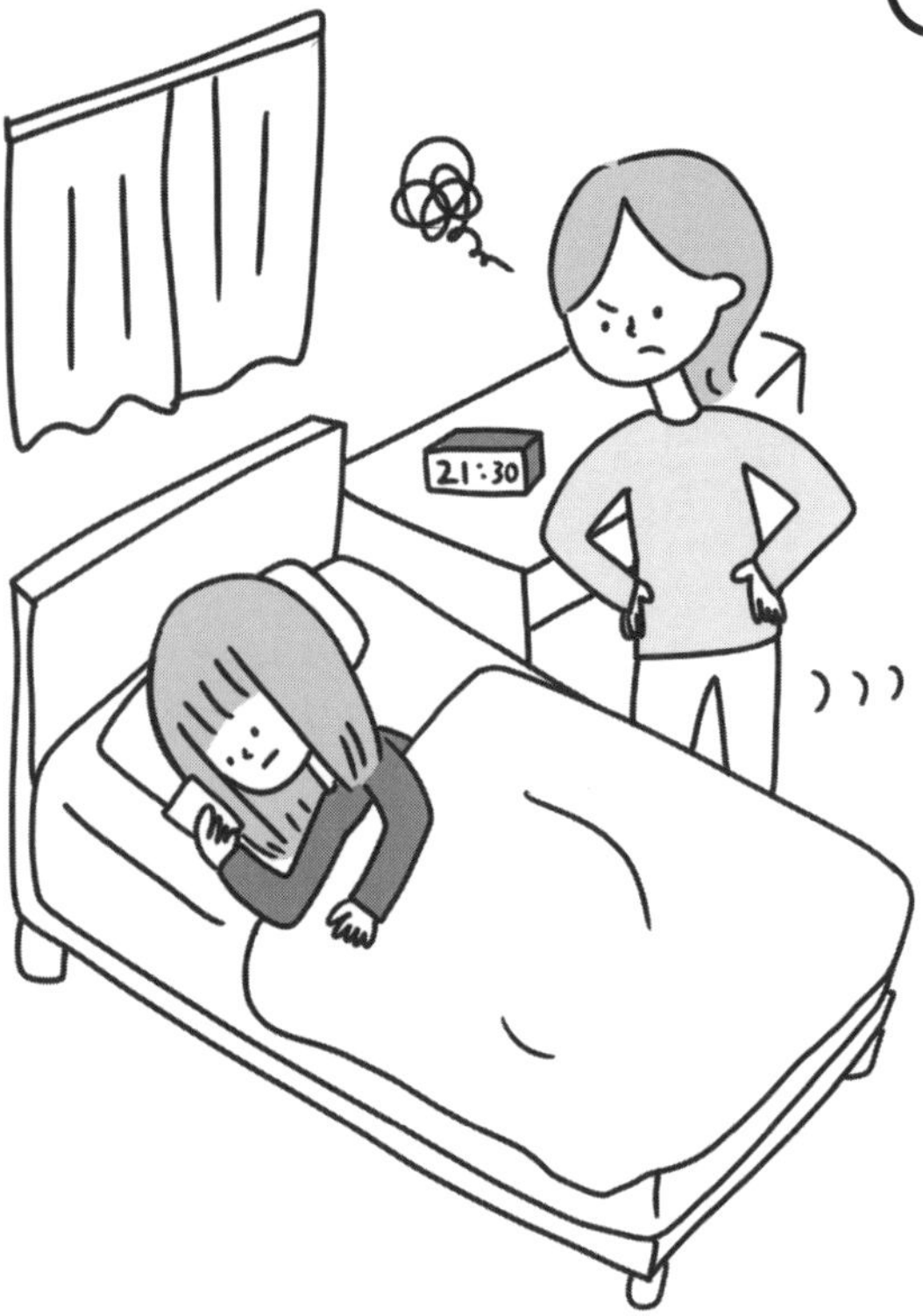

21時以降のスマホ・ゲーム禁止

POINT

1.スマホのブルーライトは、睡眠の邪魔をする

2.ゲームは、依存症にならないよう注意が必要

3.本人の努力だけにまかせず、家族もサポートする

夜にスマホなどのブルーライトを浴びると、「睡眠ホルモン」ともいわれるメラトニンの分泌が邪魔されて、交感神経が活性化して体が休まらなくなります。自律神経の乱れに直結してしまうのです。

それから、ゲーム依存も睡眠や体に悪影響を与えます。

ゲームに夢中になる時間が長くなれば、単純に睡眠時間を削ることになりかねませんし、夜に参加者が増える傾向にあるオンラインゲームをやれば、もちろん寝る時間は遅くなります。

スマホで手軽にゲームができるため、ゲーム依存症は年々増えてきています。実は、世界保健機構がゲーム依存を正式に国際疾病として認定するほど。それだけ、世界的な問題になっているわけです。

スマホやゲームの依存性を軽く考えず、少なくとも「夜の21時以降はスマホ・ゲーム禁止！」のルールを守れるように、家族で取り組みましょう。

8

外出する日課を作る

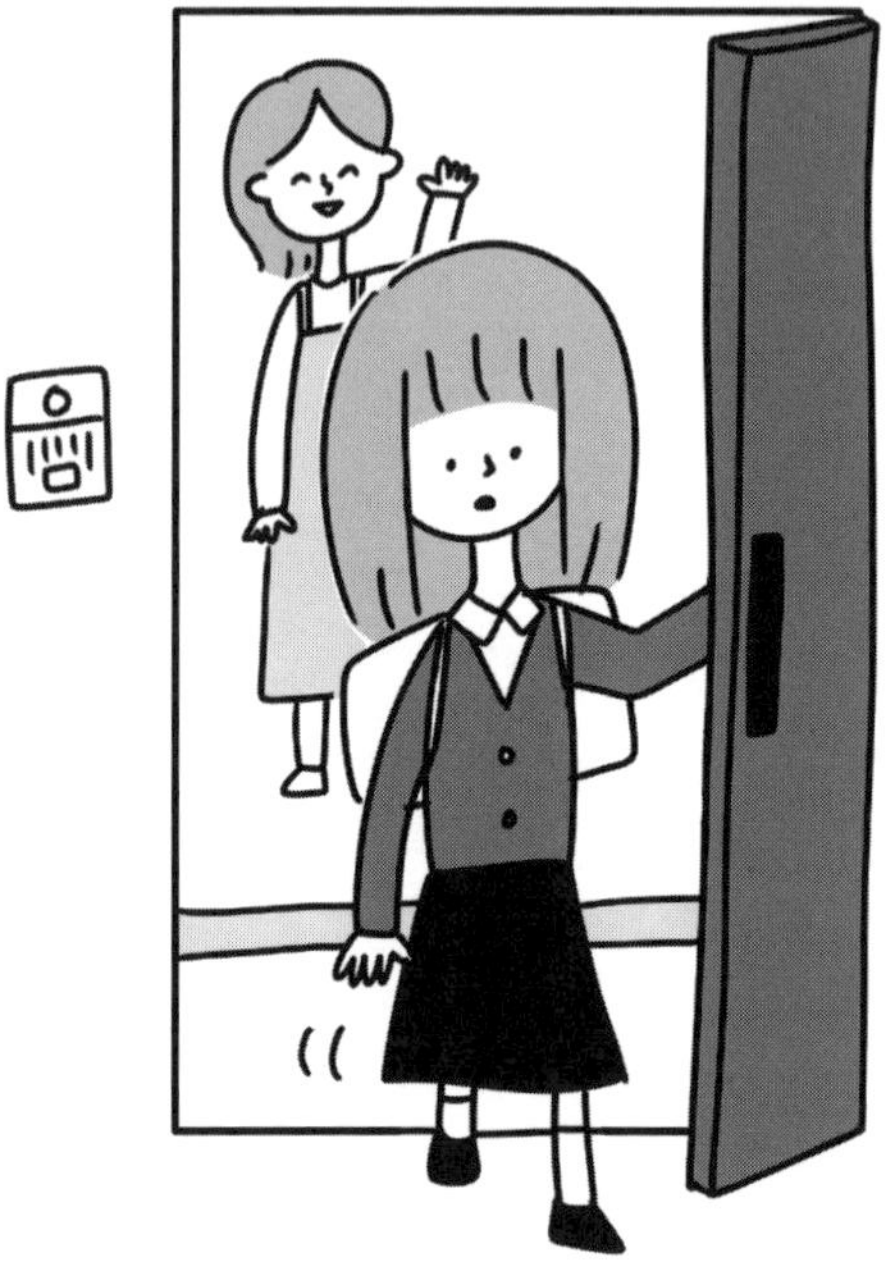

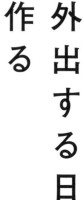

POINT

1.学校に行けない場合は、代わりの日課を作る

2.できるだけ1日1回は日中に外出する

3.新しい楽しみや趣味を探してみる

メリハリのある生活は、規則正しい生活と言い換えることもできます。

一日中、なんの予定もないのに規則正しい生活を送るのは難しいですよね。そう考えれば、学校は「決められた時間までに行って、決められた授業を受ける」という日課をこなす場であり、通っていれば自然と規則正しい生活を送れる便利なところです。

しかし、ODによって行きたくても学校に行けないし、症状のせいでダラダラした生活になりやすいなら、自分で自分を規則正しくさせる必要があります。学校でできないのなら、自分で日課を作って実践していきましょう。

たとえば、お昼ごはんの後に近所の公園まで散歩をするとか、夕方16時からは英単語を5つ覚えるとか、簡単でもいいから決めたことを守るようにします。また、学校を休んではいても家に引きこもってばかりいないで、外に出る日課を作るといいですね。体を動かすことができて、気分転換にもなります。日課に向かってがんばれば、ダラダラしがちな日常にもメリハリが生まれます。それが、症状の改善の強い味方になってくれます。

9

朝食は毎日しっかり食べる

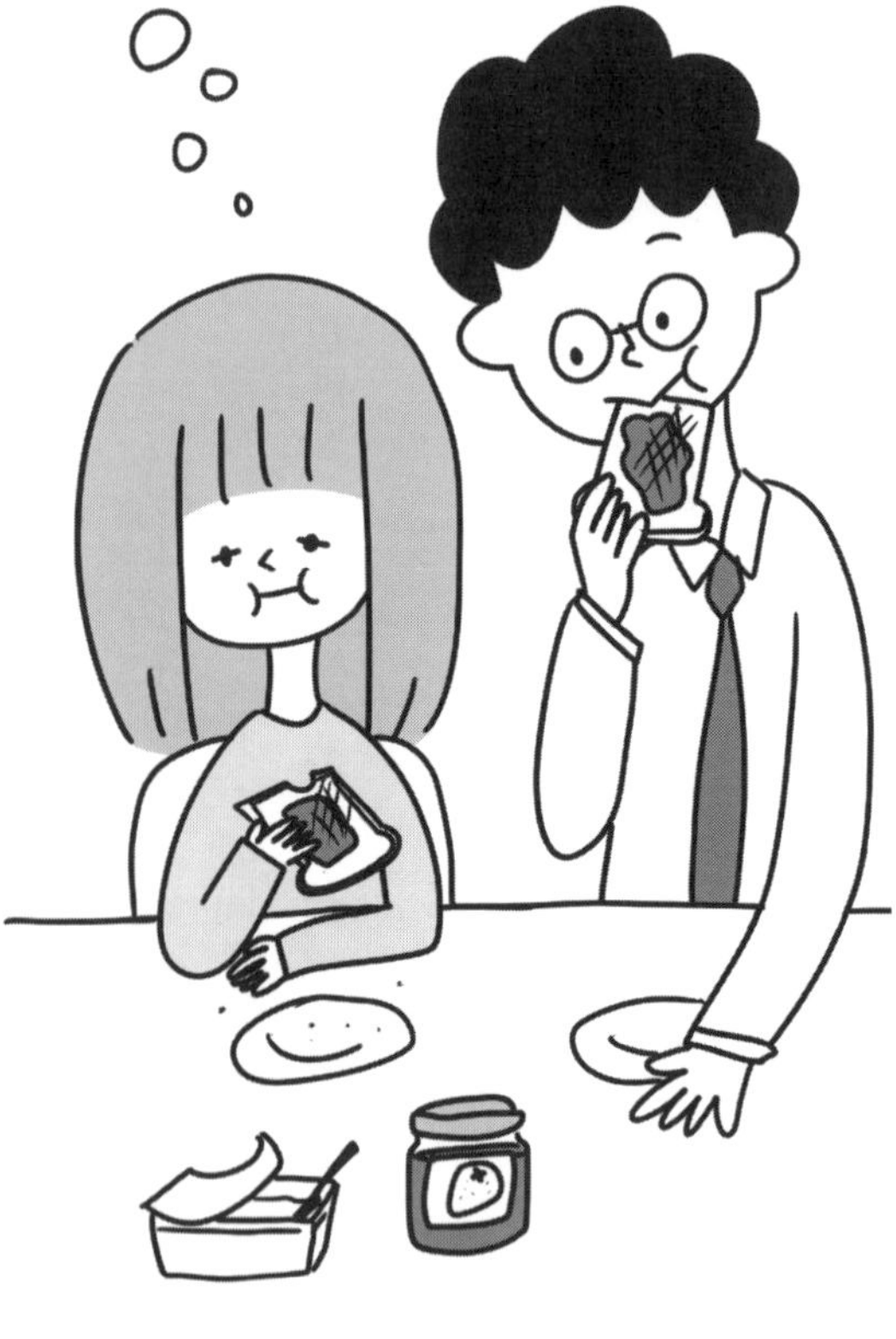

POINT

1. 毎朝、決まった時間に食べる
2. 食欲がなくても、朝食をとる習慣をつける
3. 炭水化物（おにぎりやパン）がおすすめ

ODは朝起きて活動することがつらいのですが、乱れた生活習慣がクセにならないように、なんとか体を動かすようにしたいもの。何度もくり返しますが、それが一番大事なのです。

そのためには、規則正しく毎日決まった時間に朝食を食べ、エネルギーをしっかりチャージすることが大切です。朝食が朝の活動を支えてくれて、ポジティブに一日を始められます。

たとえ食欲がなくても、毎日同じ時間に食べましょう。おにぎりやパンは食べやすいし、すぐにエネルギーになる糖質（炭水化物）なので、おすすめです。実は寝ている間に、脳がエネルギー源としてブドウ糖を使ってしまっているので、糖質をとらないと頭がボーッとしてしまいます。

主食、主菜、副菜と旅館の朝ごはんみたいに取りそろえる必要はないので、おにぎり1個でも菓子パンひとつでも、まずは口に入れてみよう！　一日の活動に向けて、エンジンがかかります。

10 食事の時間は家族でゆっくり過ごす

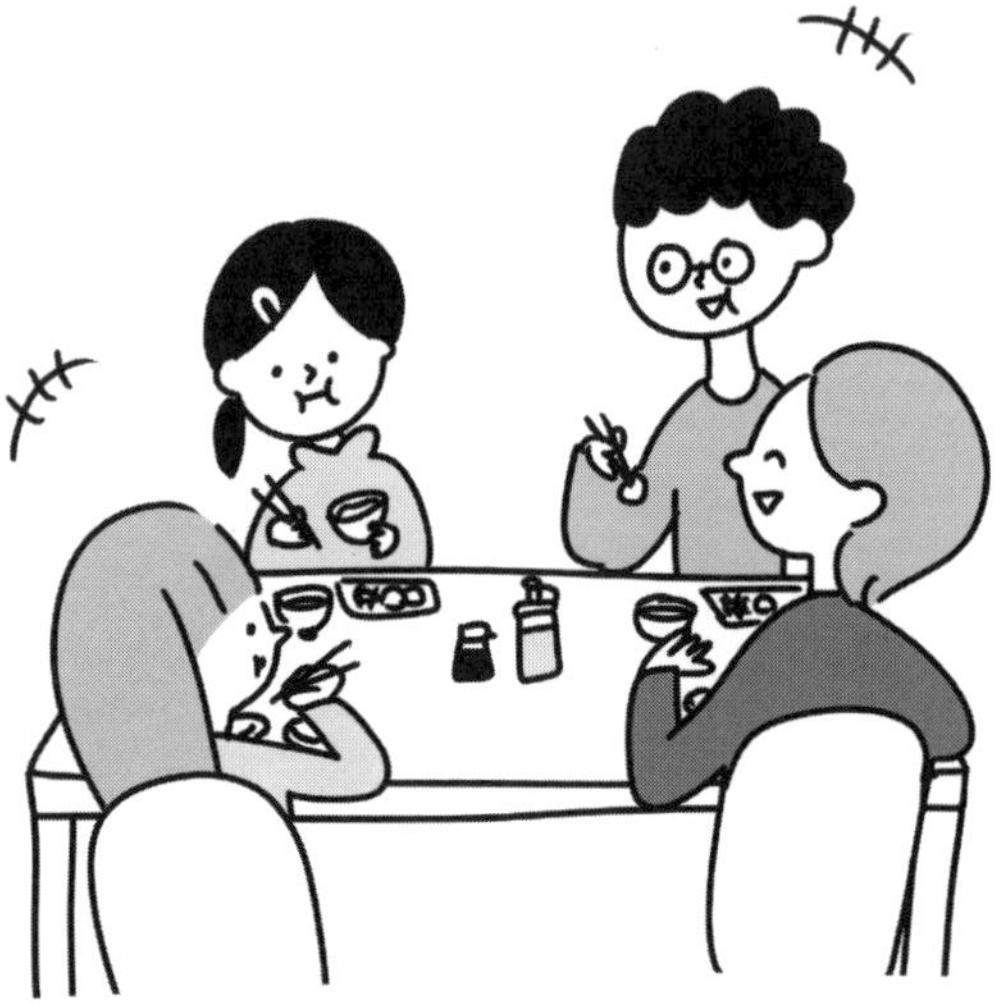

POINT

1. 食事をとる環境も、自律神経に影響している
2. 一人で食べるより、誰かと一緒に食べる
3. スマホやテレビの「ながら食べ」をやめる

「食事が大切」というと、どんな食べ物を食べるかが大切だと考えることが多いと思います。もちろん、それは間違っていません。

ただ、食事環境も同じくらい大切であるということを忘れないようにしましょう。食事の時間をゆったりとリラックスできるものにする。それが、正常な自律神経の働きにつながります。つまり、リラックスできなければ自律神経も乱れるのです。

最近の子どもは、親が忙しいために一人で食事をする「孤食」になりがちですが、孤食では会話もなく早食いになりやすく、ゆったりと食事をとることができません。各家庭で事情はあるでしょうが、できるだけ孤食にならないようにしたいものです。

また、「スマホをしながら」「テレビを観ながら」のような「ながら食べ」も避けましょう。他のことに気を取られて、食事を楽しむことができません。やはり自律神経が乱れ、消化を悪くする原因になります。

食事には時間をかけて、リラックスしながら食べるようにしましょう。

11

夕食は20時までに済ませる

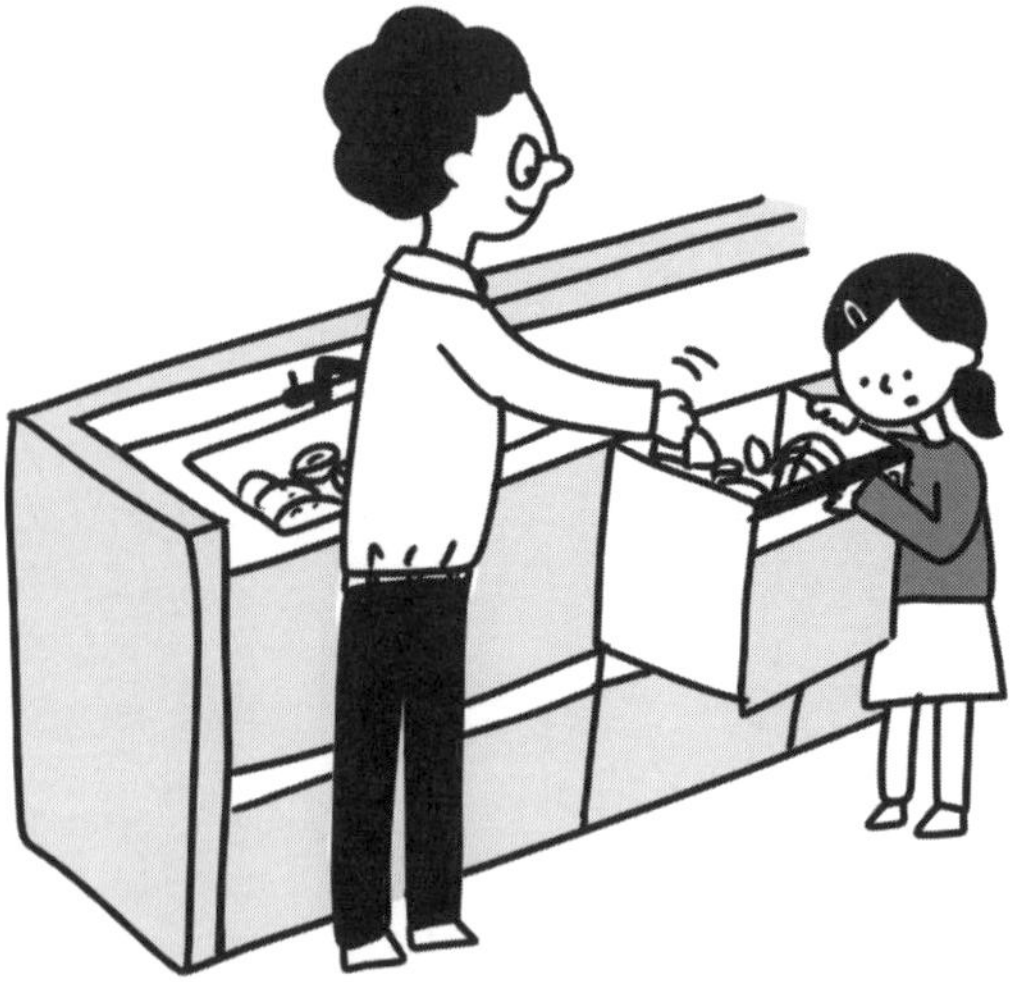

POINT

1.寝る3時間前までに、夕食を済ませる

2.忙しくても、早めに食べる意識を忘れない

3.焦って早食いせずゆっくり食べる

ODの年代である中学生、高校生は、ただでさえ塾通いや部活などで普段から夕食が遅くなりがちです。すると間食が増えたり偏食になったりして、食習慣への悪影響も出てきます。

そしてODになれば、朝起きられなくなって一日の流れがすべて後ろ倒しになります。なおさら、夕食をとる時間も遅くなっていくわけです。

食生活の歪みは、ODはもちろん、成長期の体全体にとっても好ましいものではありません。しっかりと朝食を食べて食事環境を整えるのと同時に、夕食も早めに食べるようにしましょう。

できれば寝る3時間くらい前には食べたいので、23時に寝るとすれば20時までには食べるようにします。

もし甘い物が欲しければ、お菓子よりフルーツを。それから肉ばかりではなく魚や豆、野菜を多めにとることを心がけて、筋肉をつけるためにも2割増しぐらいの量を食べてください。

どうしても起きられない場合は？

朝しっかり起きて、一日のリズムのスイッチを入れる。それが大切ですが、つらくてどうしても起きられない！という患者さんもいます。

そういう場合には「何時に起きる？」ときいて、患者さん本人に起きる時間を決めてもらいます。その時間がたとえ学校に行けない遅い時間でも構いません。自分で決めることが大事なのです。

ただ、**やる気や努力だけではどうにもならないこともありますよね**。どんなにがんばっても、体が思うように動かない。そういう悩みを、ＯＤの患者さんたちは抱えているのだと思います。

どうしても起きられない場合には、とにかく体を起こすところだけがんばって、あとは**ベッドや布団の上で座って、壁に寄りかかって寝てもいいです。**目覚めなくてもいいから、物理的に体を起こしてみましょう。

確かに、朝起きるのはつらいね。わかる！　でも、ここががんばりどきなんだ。しっかり目覚めてすぐに活動する必要はないから、どうしてもつらかったら、とにかく上体を起こして座る姿勢になろう。座って寝てもいいよ。

起きられない子には、そう声をかけたいです。そして、家族にもサポートをお願いしたいと思います。

起きられないようなら、声をかけて起こしましょう。体を起こすところまでは見届けて、起こせないのなら、支えて体を起こしてあげてください。

医師の指導にもとづき、本人のやる気と家族のやさしいサポートで、なんとか起きられるようにしていきましょう。

体の中で何が起こっている？

A

私たちの体は複雑にできていて、体内ではさまざまなものが影響し合って生命活動が維持されています。たとえば、体内で合成・分泌され、体の働きを調節するホルモン。たくさんの種類の中で、ODと関係があると思われるホルモンもあります。その代表的なものを紹介します。

セロトニン

バランスよく自律神経をリードする、メリハリを作るホルモンの代表です。交感神経を抑えるホルモン、と思われがちですが、副交感神経にも公平に影響します。「幸せホルモン」と呼ばれるほど、情緒の安定に働きます。

また、私は不安をまき散らすノルアドレナリンというホルモンが自律神経失調症の一因だと考えていますが、セロトニンはこのノルアドレナリンを抑えてくれるため、自律神経失調症の黒幕を退治するホルモンでもあります。

メラトニン

COLUMN

メラトニンは、セロトニンを原料として脳で分泌されます。体内時計を整える働きがあり、夜間分泌されることにより睡眠を誘います。ところが、夜型生活になったり就寝時間が不規則になったりすると、分泌量が減ってしまうのです。すると眠りが浅くなり、自律神経も乱れてしまいます。

インスリン

糖質は筋肉でエネルギーに変換されますが、糖質を筋肉に運ぶのがインスリン。ODの子どもはやせて筋肉量が少ない傾向にありますが、筋肉が少なければインスリンは「あんまり働く必要がないな」とばかりにサボるので、脳はそれをストレスに感じてしまいます。ストレスは自律神経の大敵です。

グルタミン

消化器の働きや免疫を高めるホルモン。筋肉で分泌されるので、筋肉が少なければ分泌量が減少し、虚弱体質になってODにかかりやすくなります。

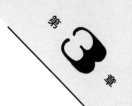

第3章

運動に慣れてたくさん食べる

STEP!

生活リズムが整ってきたら、次は
STEP!
実は、自律神経がうまく働くためには、筋肉がしっかり成長することが大事です。
体をしっかり動かしながら食事にも気を配り、強い体になりましょう。

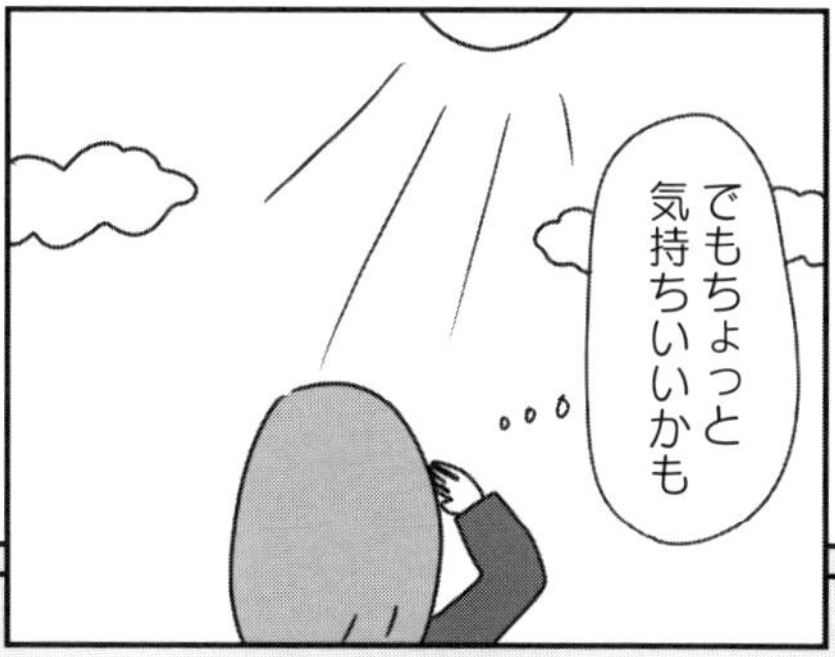

第4話　サボっているのは誰？

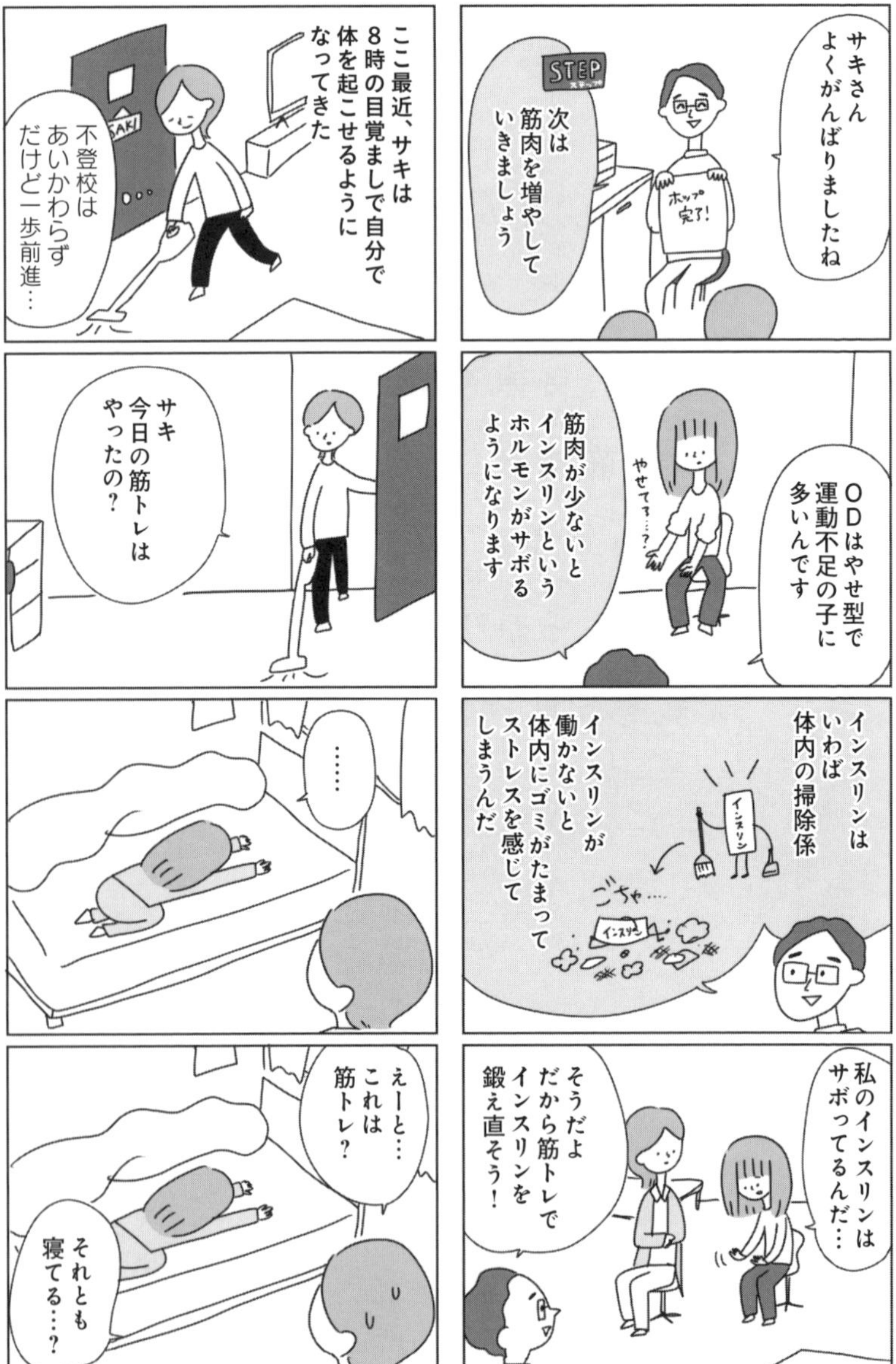
サキさん
よくがんばりましたね
STEP
ホップ完了!
次は
筋肉を増やして
いきましょう
ODはやせ型で
運動不足の子に
多いんです
やせてる…?
筋肉が少ないと
インスリンという
ホルモンがサボる
ようになります
インスリンは
いわば
体内の掃除係
インスリンが
働かないと
体内にゴミがたまって
ストレスを感じて
しまうんだ
ごちゃ…
私のインスリンは
サボってるんだ…
そうだよ
だから筋トレで
インスリンを
鍛え直そう!
ここ最近、サキは
8時の目覚ましで自分で
体を起こせるように
なってきた
不登校は
あいかわらず
だけど一歩前進…
サキ
今日の筋トレは
やったの?
……
えーと…
これは
筋トレ?
それとも
寝てる…?

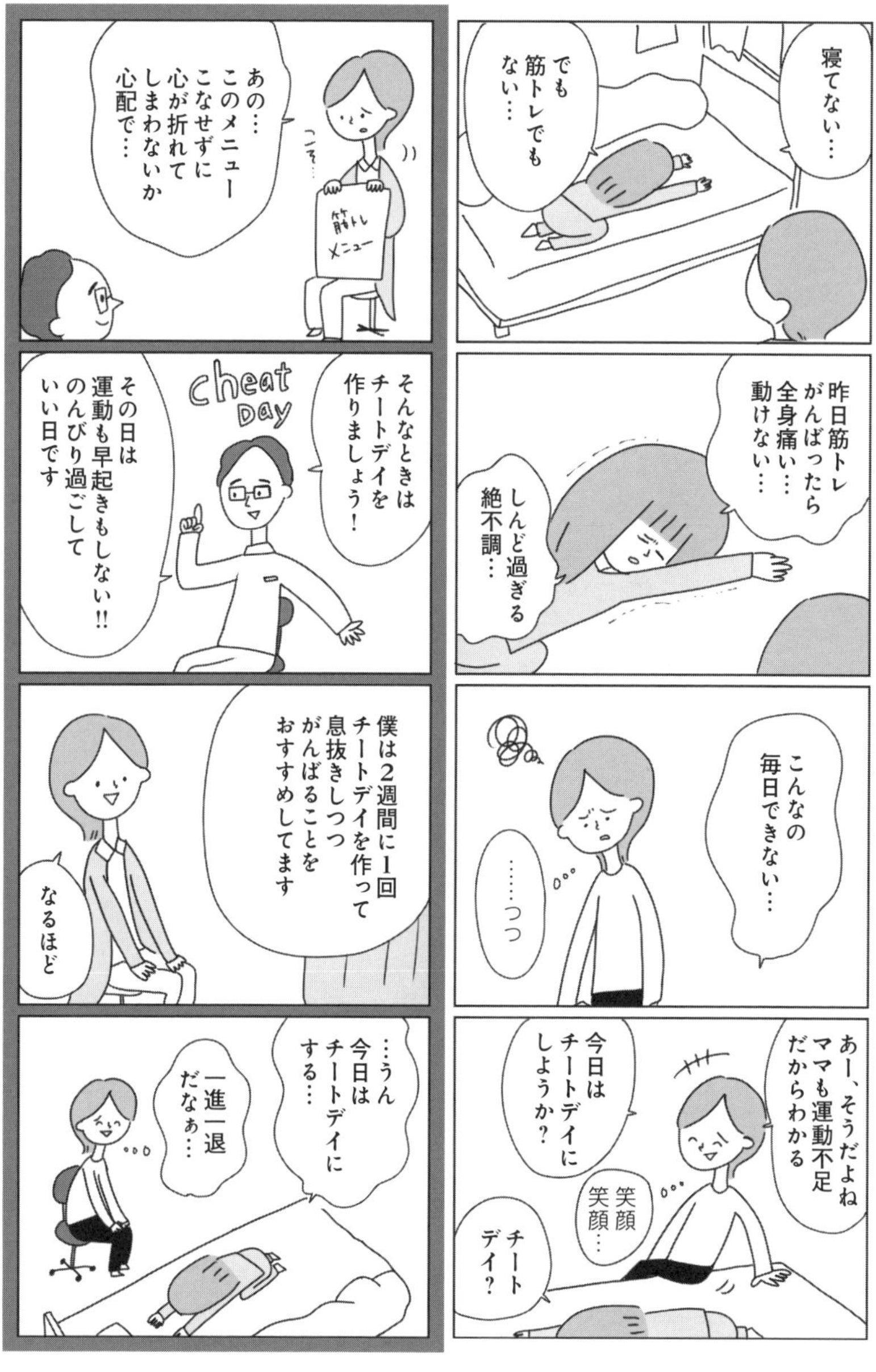
寝てない…
でも筋トレでもない…
昨日筋トレがんばったら全身痛い…動けない…
しんど過ぎる絶不調…
こんなの毎日できない…
……つつ
あー、そうだよねママも運動不足だからわかる
今日はチートデイにしようか?
笑顔笑顔…
チートデイ?
あの…このメニューこなせずに心が折れてしまわないか心配で…
筋トレメニュー
そんなときはチートデイを作りましょう!
Cheat Day
その日は運動も早起きもしないのんびり過ごしていい日です!!
僕は2週間に1回チートデイを作って息抜きしつつがんばることをおすすめしてます
なるほど
…うん今日はチートデイにする…
一進一退だなぁ…

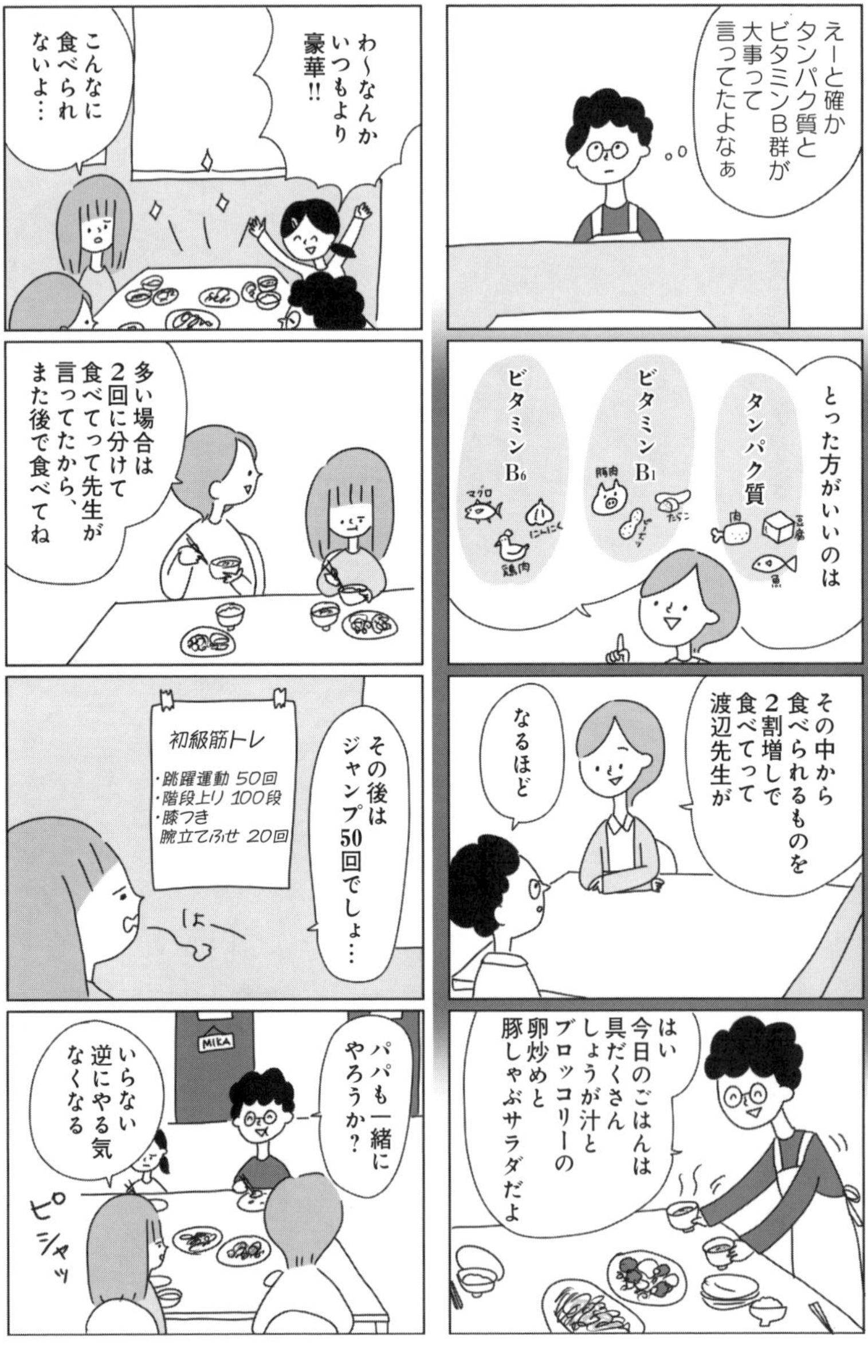
えーと確か
タンパク質と
ビタミンB群が
大事って
言ってたよなぁ
とった方がいいのは
タンパク質
肉
豆腐
魚
ビタミンB_1
豚肉
たらこ
ビタミンB_6
マグロ
にんにく
鶏肉
その中から
食べられるものを
2割増しで
食べてって
渡辺先生が
なるほど
はい
今日のごはんは
具だくさん
しょうが汁と
ブロッコリーの
卵炒めと
豚しゃぶサラダだよ
わ〜なんか
いつもより
豪華!!
こんなに
食べられ
ないよ…
多い場合は
2回に分けて
食べてって先生が
言ってたから、
また後で食べてね
初級筋トレ
・跳躍運動 50回
・階段上り 100段
・膝つき
腕立てふせ 20回
その後は
ジャンプ50回でしょ…
MIKA
パパも一緒に
やろうか？
いらない
逆にやる気
なくなる
ピシャッ

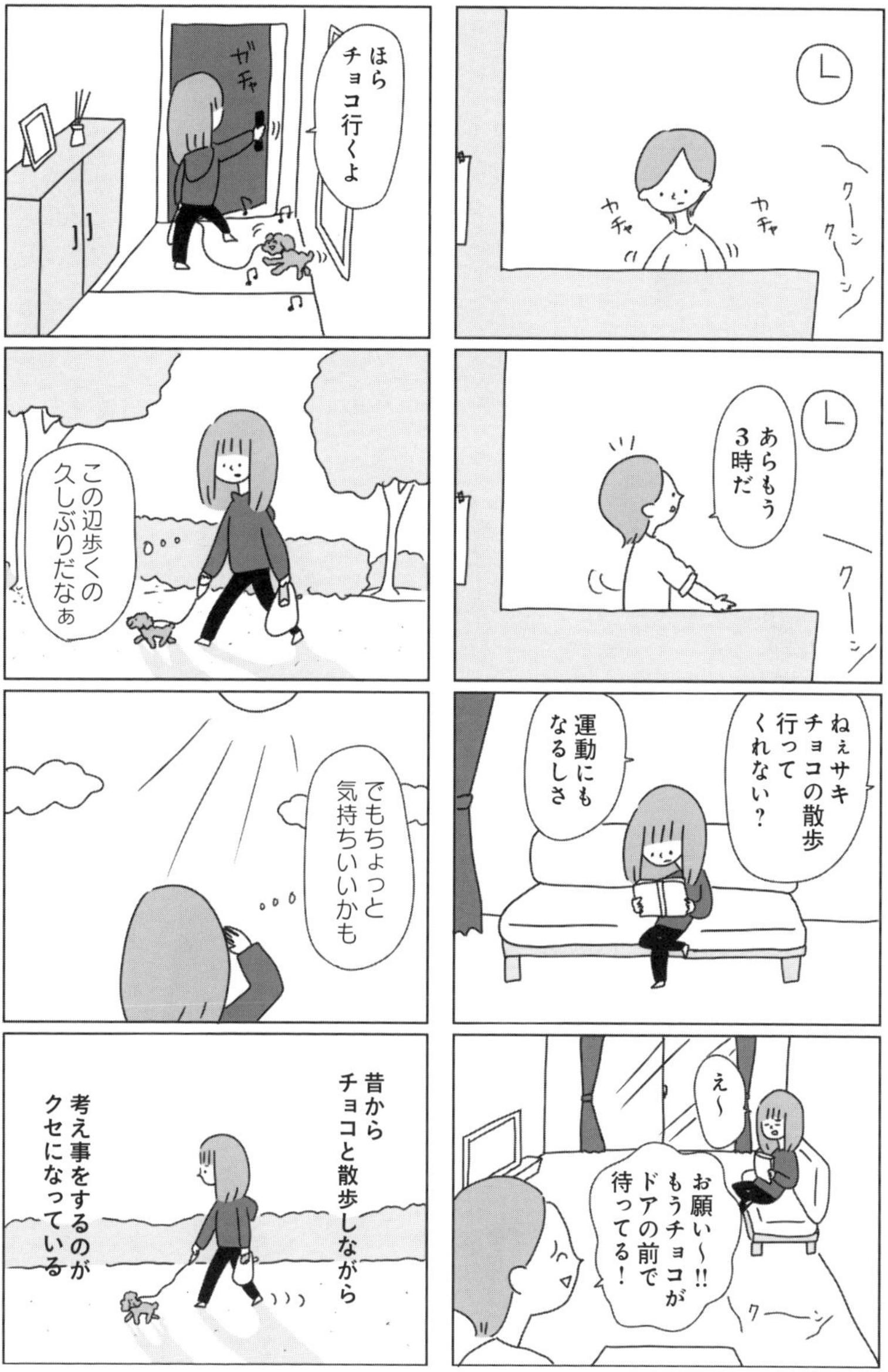
クーン
クーン
カチャ
カチャ
あらもう3時だ
クーン
ねぇサキ チョコの散歩行ってくれない？
運動にもなるしさ
え〜
お願い〜!! もうチョコがドアの前で待ってる！
クーン
ほら チョコ行くよ
ガチャ
この辺歩くの久しぶりだなぁ
でもちょっと気持ちいいかも
昔から チョコと散歩しながら
考え事をするのが クセになっている

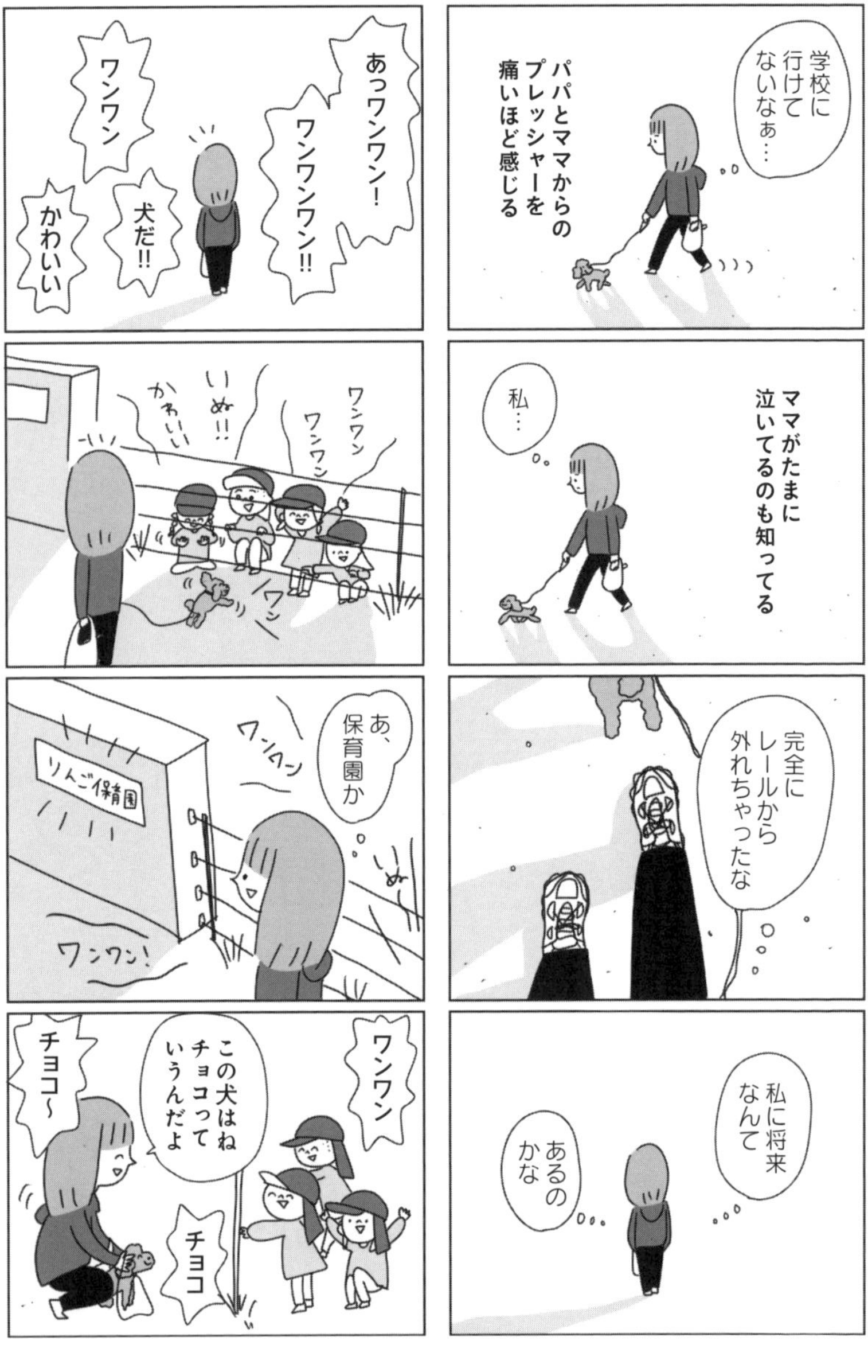
学校に行けてないなぁ…
パパとママからのプレッシャーを痛いほど感じる
ママがたまに泣いてるのも知ってる
私…
完全にレールから外れちゃったな
私になんて将来
あるのかな
あっワンワン!
ワンワンワンワン!!
ワンワン
犬だ!!
かわいい
ワンワン
ワンワン
いぬ!!
かわいい
ワン
あ、保育園か
ワンワン
りんご保育園
いぬ
ワンワン!
ワンワン
この犬はねチョコっていうんだよ
チョコ～
チョコ

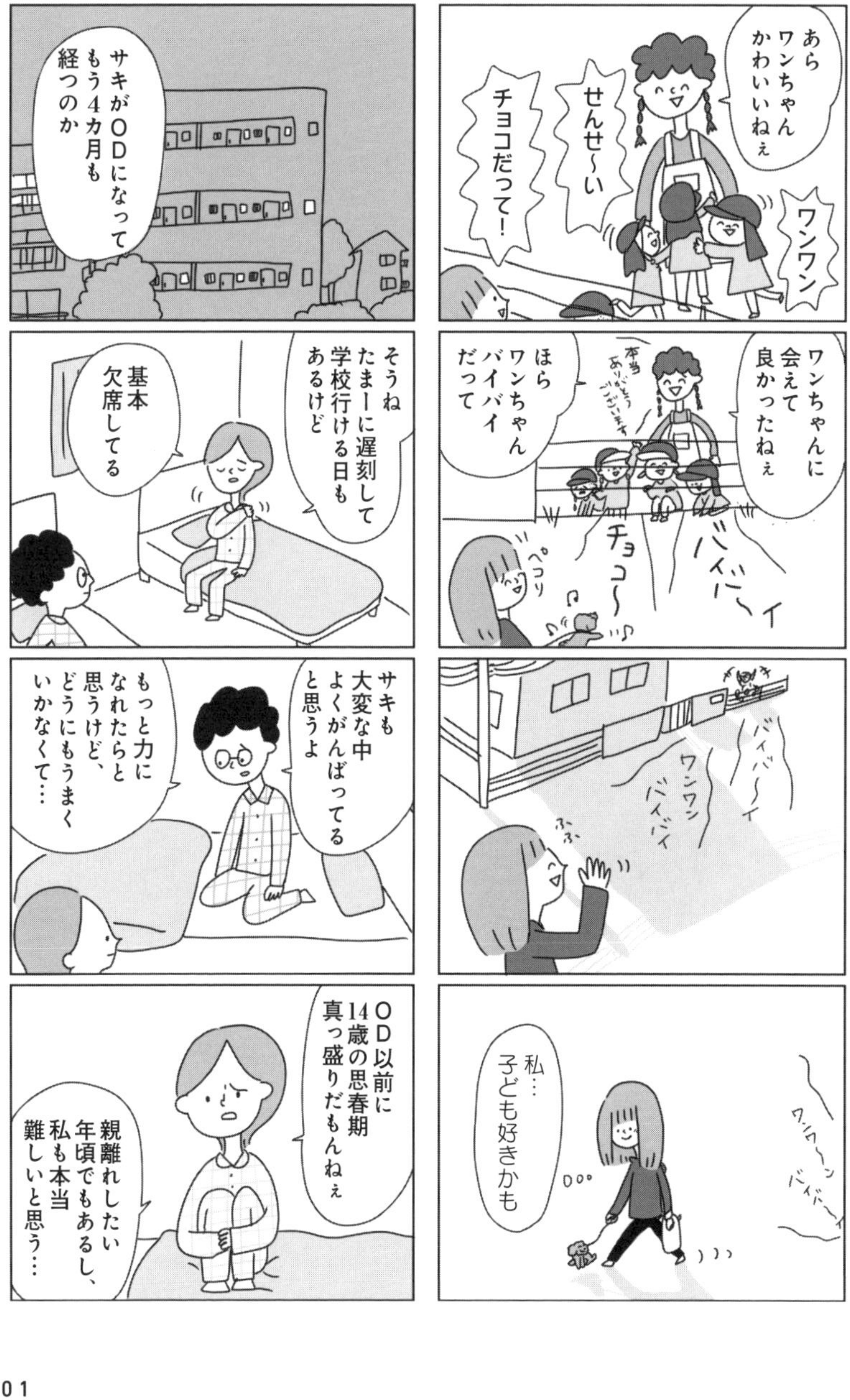
あら
ワンちゃん
かわいいねぇ
ワンワン
せんせ〜い
チョコだって!
ワンちゃんに
会えて
良かったねぇ
本当ありがとうございます
ほら
ワンちゃん
バイバイ
だって
バイバ〜イ
チョコ〜
ペコリ
バイバ〜イ
ワンワン
バイバイ
ふふ
私…
子ども好きかも
ワンワ〜ン
バイバ〜イ
サキがODになって
もう4カ月も
経つのか
そうね
たまーに遅刻して
学校行ける日も
あるけど
基本
欠席してる
サキも
大変な中
よくがんばってる
と思うよ
もっと力に
なれたらと
思うけど、
どうにもうまく
いかなくて…
OD以前に
14歳の思春期
真っ盛りだもんねぇ
親離れしたい
年頃でもあるし、
私も本当
難しいと思う…

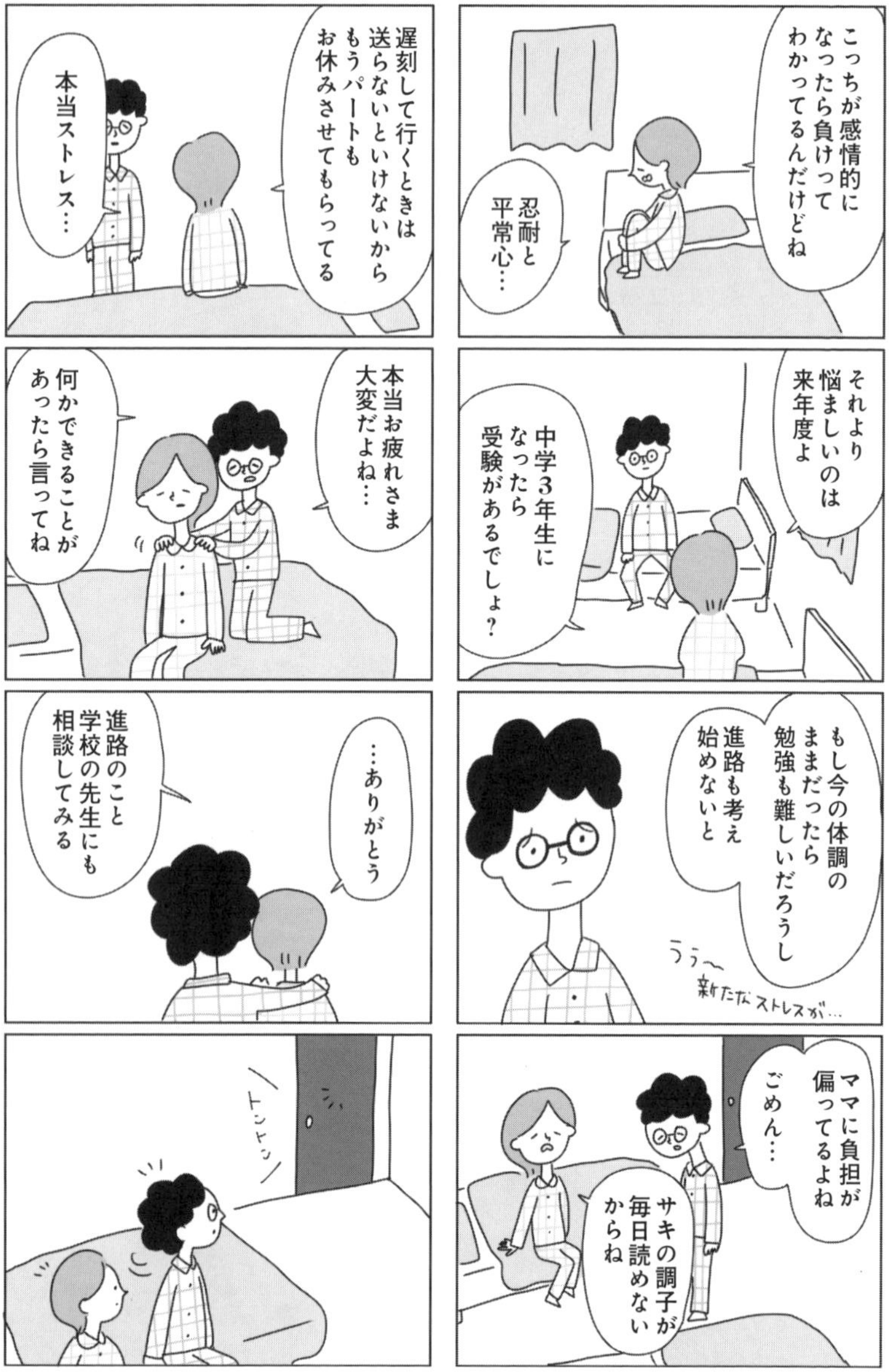
こっちが感情的になったら負けってわかってるんだけどね
忍耐と平常心…
遅刻して行くときは送らないといけないからもうパートもお休みさせてもらってる
本当ストレス…
それより悩ましいのは来年度よ
中学3年生になったら受験があるでしょ?
本当お疲れさま大変だよね…
何かできることがあったら言ってね
もし今の体調のままだったら勉強も難しいだろうし進路も考え始めないと
うう〜
新たなストレスが…
…ありがとう
進路のこと学校の先生にも相談してみる
ママに負担が偏ってるよねごめん…
サキの調子が毎日読めないからね
トントン

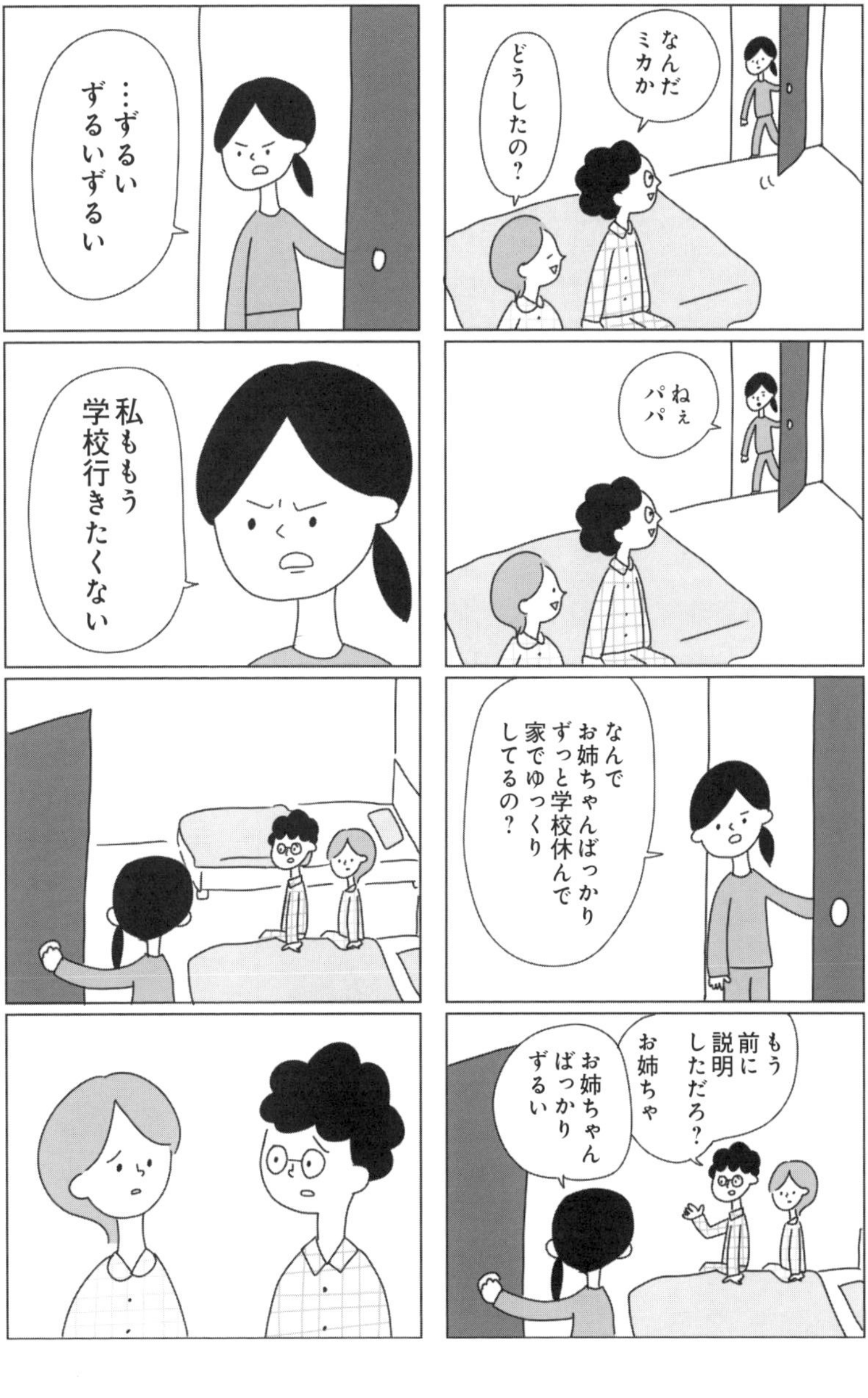
なんだ
ミカか
どうしたの？
ねぇ
パパ
なんで
お姉ちゃんばっかり
ずっと学校休んで
家でゆっくり
してるの？
もう
前に
説明
しただろ？
お姉ちゃ
お姉ちゃん
ばっかり
ずるい
…ずるい
ずるいずるい
私ももう
学校行きたくない

筋肉量を増やそう

ＯＤの子どもたちを見ていると、運動不足で筋肉量の少ない子が多いです。

筋肉の成長不良が、自律神経失調症にも関係することがあります。第2章のコラム（Ｐ93）でも触れましたが、**筋肉量が少ないと体内にストレスが生じて交感神経が暴れ、内臓疲労を引き起こしたり虚弱体質になったりする**からです。

そしてＯＤになると、午前中は脈拍の増加や血圧低下などにより、立ち上がることすらつらくなります。昼頃になってやっとエンジンがかかり始めるのですが、ますます運動不足になって、さらに筋肉が育たずやせる。悪循環ですね。

筋肉量は20歳頃までは自然に増加していくのが普通ですが、それでも必要な運動と栄養が不足していれば、十分な筋肉量には到底なりません。ＯＤの一因が筋肉減少だとすれば、必要な運動と栄養を意識してとるべきです。

そこで、運動不足解消のために**筋トレと運動をイヤがらず、進んで取り組むことが課題**です。まずは1カ月、簡単な筋トレを続けてみて、軽く体を動かす努力もしてみましょう！

それと併せて、栄養面にも気を配らなくてはいけません。**特に意識したいのは、タンパク質・ビタミンC・グルタミン・ビタミンB群**の4つ！

タンパク質は筋肉のもととなる栄養素。これがなければ筋肉は生まれないというぐらい、大切です。ビタミンCはタンパク質の代謝を助けるけれど、ストレスがあるとどんどん減ってしまうので意識してとる必要があります。グルタミンは消化器の働きや免疫力を高めます。ビタミンB群もタンパク質の代謝のためには重要ですし、脳や自律神経の代謝にも必要です。

筋トレ！　運動！　栄養面を意識した食事！　これをがんばれば筋肉量が増えて、OD改善の助けになります。

12 ベッドに座って体操する

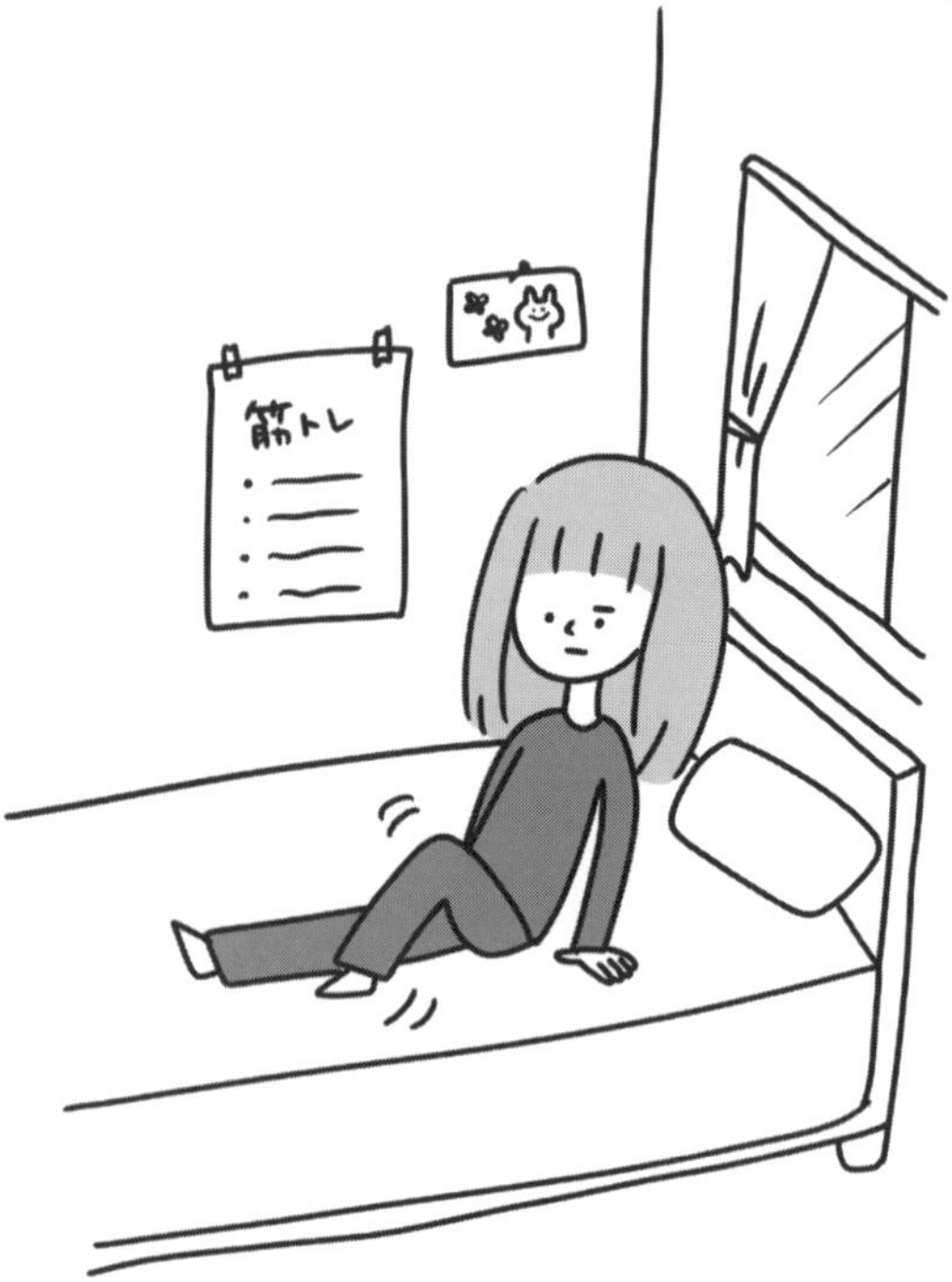

POINT

1. まずは、朝に体を動かすことに慣れる
2. ベッドに座ったままでもできる運動もある
3. できることから少しずつ始める

ODを克服するためには、筋肉量を増やすことが大切です。筋肉量を増やすには、筋トレをすること！

ただ、朝ベッドから起き上がれないような状態の子が、いきなり筋トレをやろうとしても無理があります。そこで、まずはベッドに座って体操をして体を動かすところから始めてみましょう。

OD克服の第一歩は、朝、何がなんでも体を起こすこと！　すぐに起き上がることが無理でも、とりあえずベッドに座ります。そして座りながら体操をすれば、だんだんと動きやすくなるのです。

座ったままで体操ができるのか？と思うかもしれませんが、意外にできることはあります。

まどろみながらでも体を動かすことが重要！　朝、つらくて起きられないのがODですが、少しでも体を動かし続けることを目標にがんばってみましょう。

「起きられない…」から一歩進もう！

STEP 期

朝ベッドストレッチ

座って準備運動

←

1

背伸び

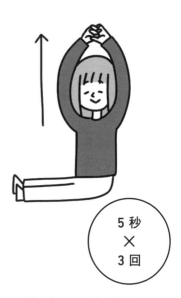

5秒×3回

両腕を真上に上げて手を組み、上に向けて背伸びをしましょう。背中と脇腹の筋肉を伸ばすことで、血流が良くなり疲労回復の効果があります。骨格の歪みも解消して、姿勢が整います。

2

手足のグーパー

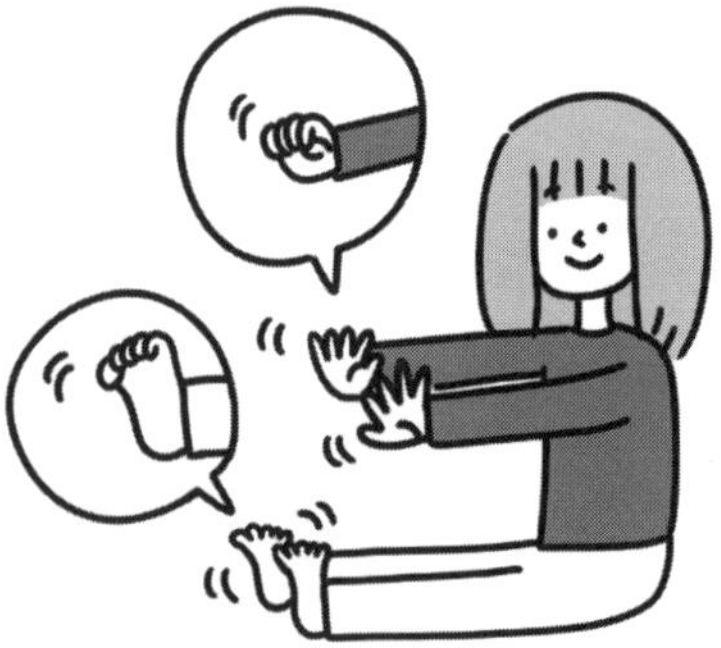

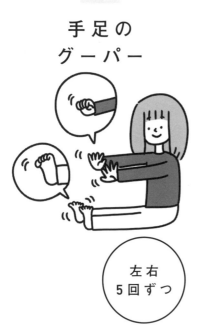

左右5回ずつ

手足同時に、握って開いてをくり返します。手の親指は、こぶしの外に出しましょう。指先の末梢神経を刺激して血流が活性化し、セロトニンの分泌が促進されて自律神経が整います。

朝起きて、そのままベッドの上に座ってストレッチするだけでも筋トレの第一歩になります。はじめは面倒くさいと思うかもしれませんが、体を伸ばすと目も覚めて「さあ、動こう!」という気持ちになれますよ!

体を温めるストレッチ

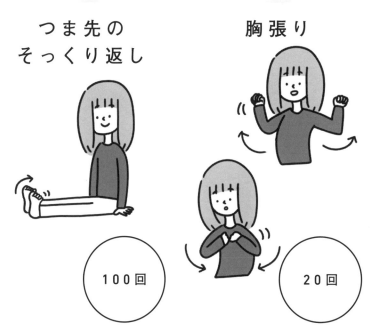

胸張り

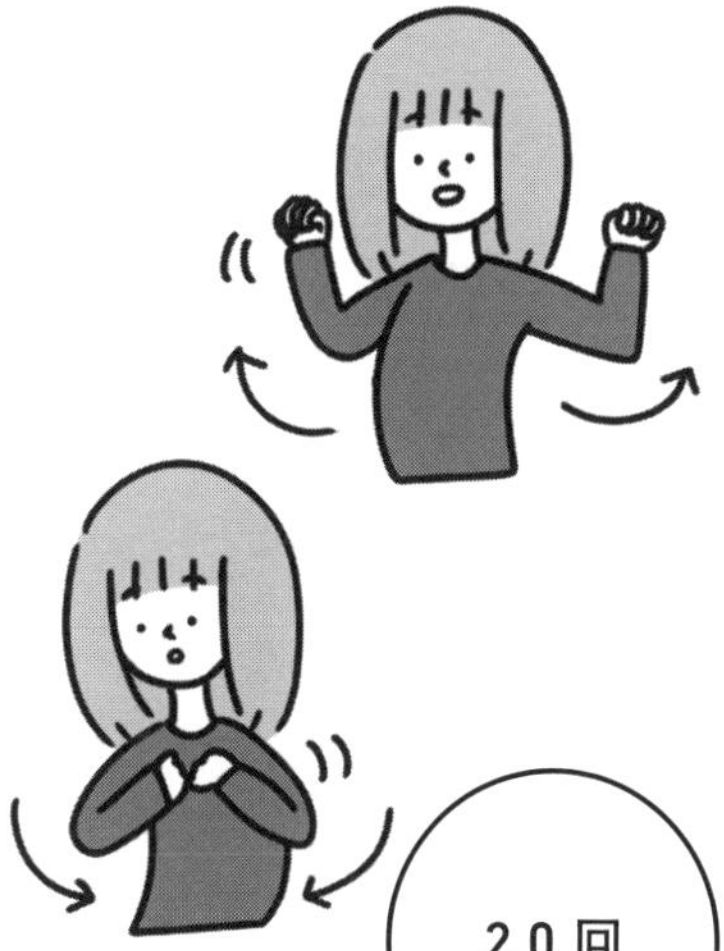

20回

息を吸いながら肘を前に出して肩甲骨を広げる意識で背中を丸め、息を吐きながら肩甲骨を寄せる意識で胸を張ります。深呼吸すると自律神経も整います。

つま先のそっくり返し

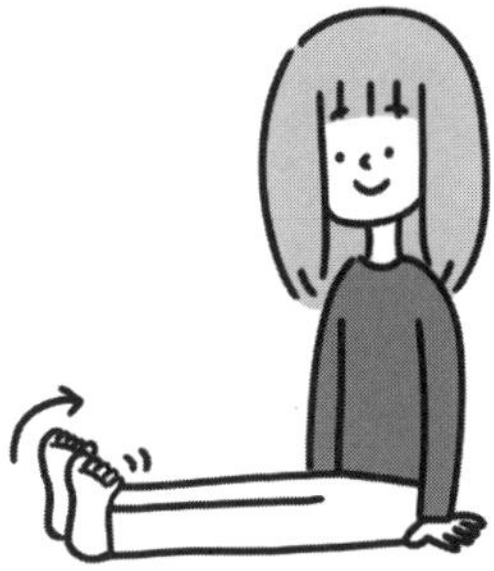

100回

足を前に伸ばして座り、両足のつま先を反らせます。そのとき、足首が内側にねじれないように注意しましょう。足先の血流を促進することで体が温まり、冷え性の解消にも効果的。

5

足上げ

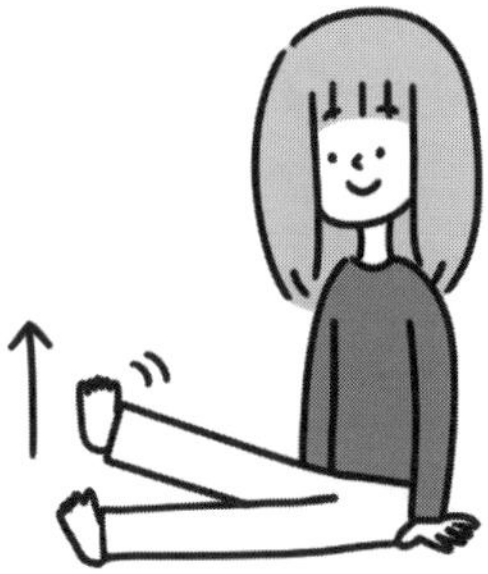

左右
30回ずつ

足を前に伸ばして座り、片足を上げます。大腿四頭筋（前太もも）を意識して、足の付け根から上げましょう。太ももの筋肉を強くすることで、ストレスを抑える効果も期待できます。

6

膝の屈伸

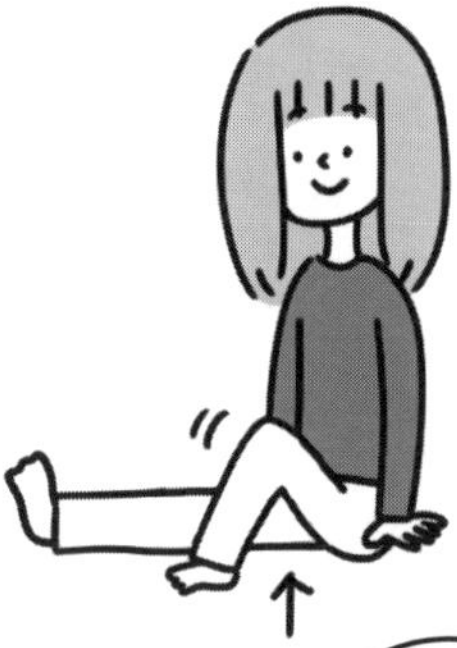

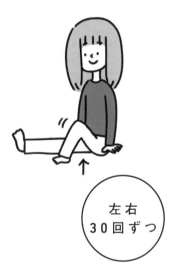

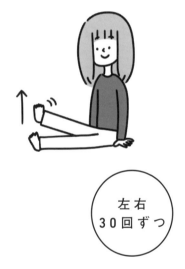

左右
30回ずつ

足を前に伸ばして座り、片足ずつ膝を曲げ伸ばしすることによって、関節の柔軟性を高め、膝の可動域を広げます。また、膝関節を支える太ももの筋肉を鍛えることにもなります。

えーと…
これは
筋トレ？
それとも
寝てる…？

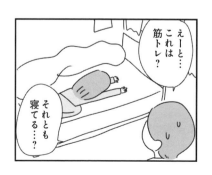

13

筋トレする習慣をつける

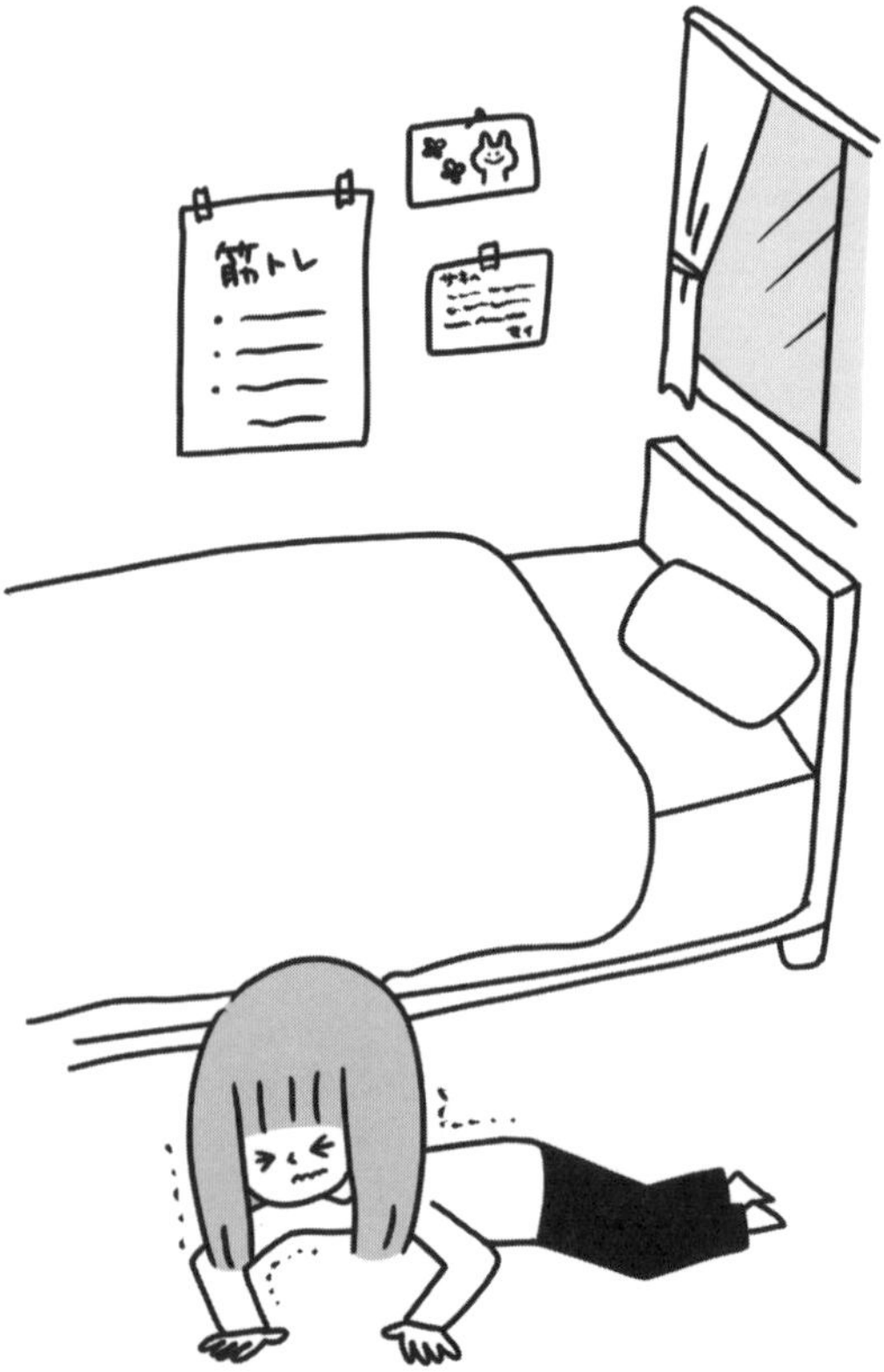

POINT

1.負荷の低い筋トレから始める

2.下半身を中心に鍛える

3.筋肉量が増えれば自律神経が整う

ＯＤの子どもは筋肉量が少なく、やせて青白い傾向にあります。少なくとも、運動が好きで、元気にスポーツをするタイプではありません。だから、ＯＤの中には運動嫌いな子もかなりいると思われます。

だからこそ、筋トレで筋肉量を増やし、自律神経を整えていく必要があるのです。たとえ運動が嫌いでも、まずは初歩的な筋トレをやってみて、筋トレに慣れるようにしていきましょう。

おすすめなのは、気軽にできる跳躍運動や、膝つき腕立てふせ、階段上りなど。上半身より下半身のトレーニングを重視します。ＯＤの子どもは一般に夜の方が元気になるので、一日のうち、いつでもいいので筋トレに挑んでみてください。

まずは初級編なので、難しいことを無理してやらなくてもいいです。地道に筋トレを続ければ筋肉が増えて、自律神経失調症も改善していきます。

続ければきっと、手応えを感じられる

STEP 期

室内カンタン筋トレ

1

跳躍運動

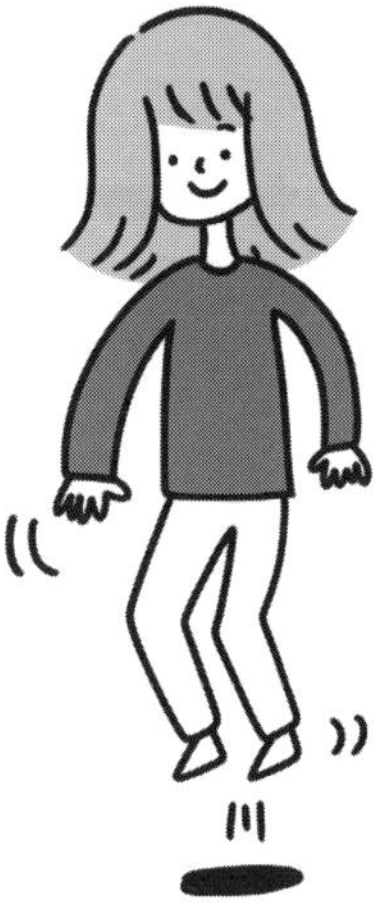

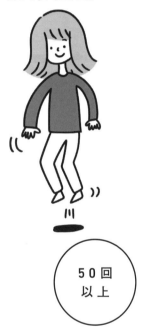

50回
以上

立って、その場で軽くジャンプする。歩くときに使う太ももの筋肉（大腿四頭筋）や、膝下の筋肉（下腿三頭筋）が鍛えられます。

2

階段上り

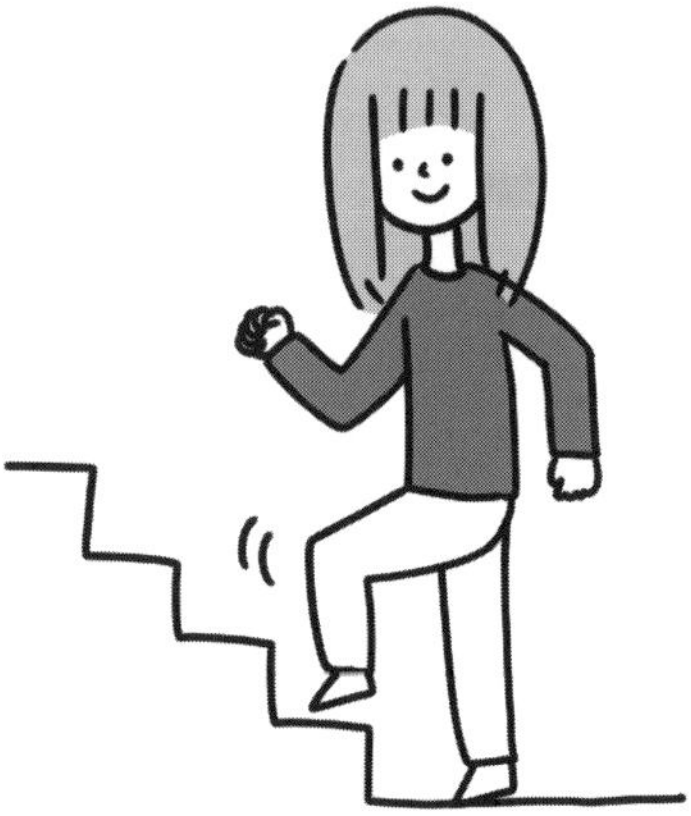

100段
以上

階段を上るときは、片足立ちで全体重を支える瞬間があるため、負荷が大きくかかり、お尻の筋肉（大臀筋）や太ももの筋肉（大腿四頭筋など）といった大きな筋肉を鍛えることができます。

朝、ベッドでやるストレッチに慣れてきたら、少し体を動かす気持ちよさがわかってくる頃かもしれません。次はベッドから下りて、室内でできる簡単な筋トレを習慣化してみましょう。

3

膝つき腕立てふせ

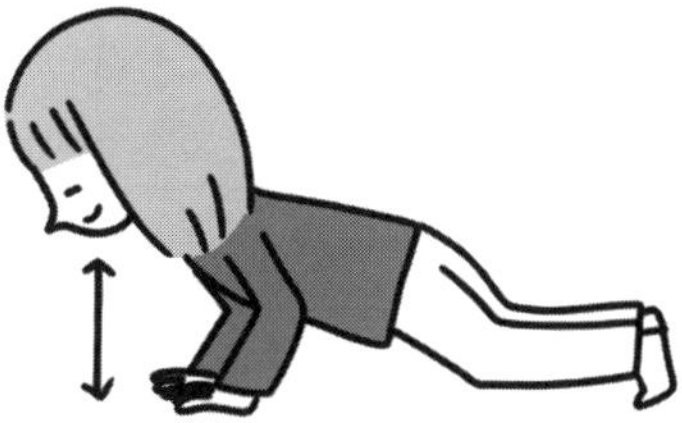

20回
以上

普通の腕立てふせは、運動する習慣がないままいきなりやるには負荷が高いため、はじめは膝をついてもいいです。胸の筋肉（大胸筋）や腕の筋肉（上腕三頭筋）が鍛えられます。

4

ハーフスクワット

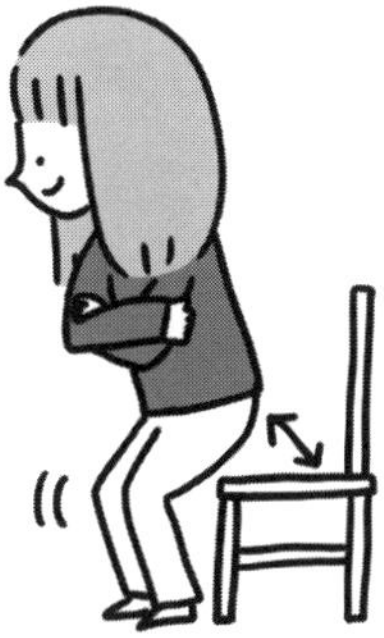

30回
以上

普通のスクワットが大変なら、まずは椅子に座ってのハーフスクワットから。大臀筋、大腿四頭筋、下腿三頭筋などが鍛えられます。立ち上がるとき、上体を前に倒し過ぎないように。

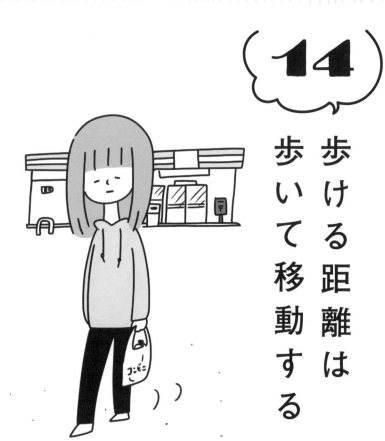

14

歩ける距離は歩いて移動する

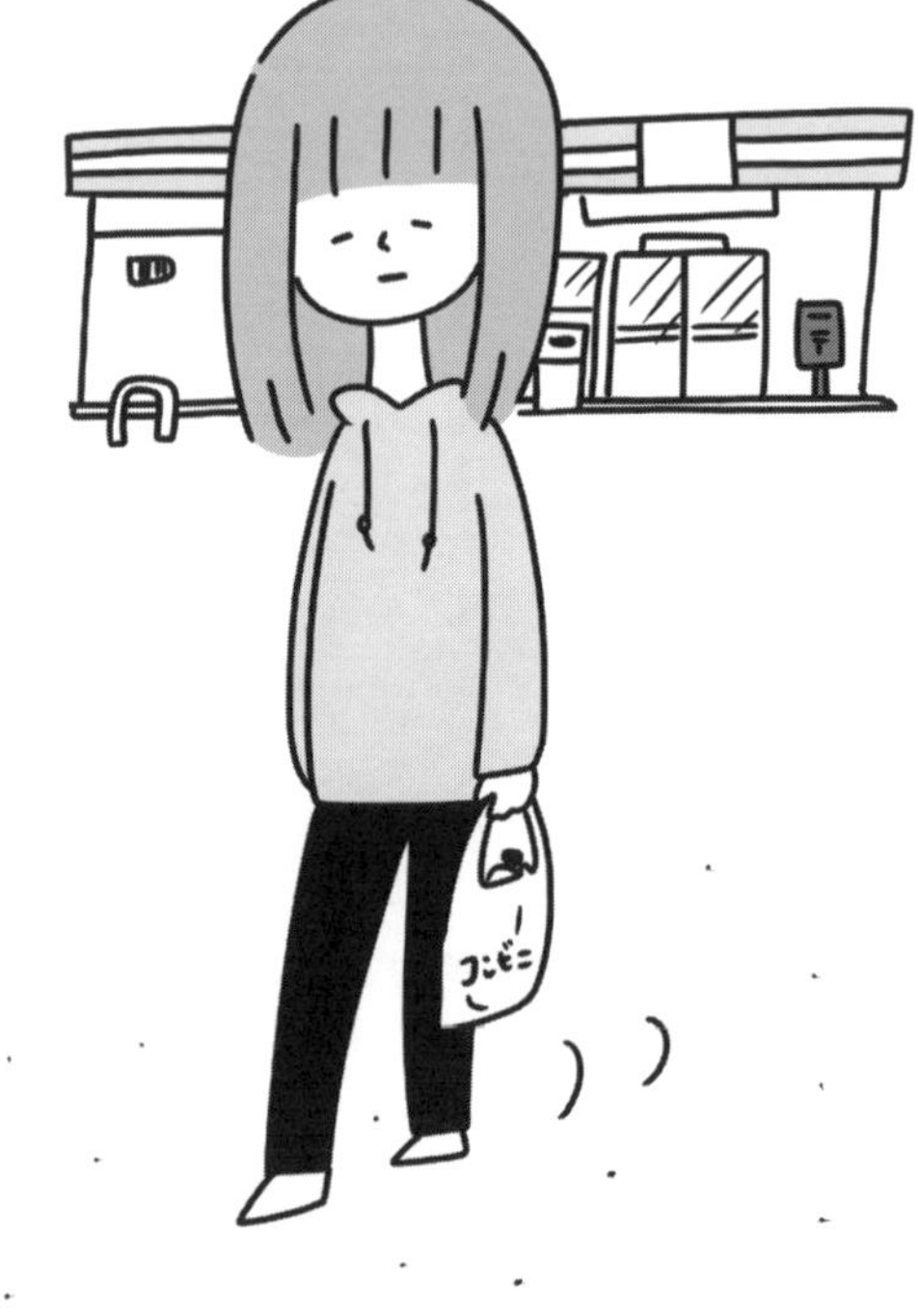

POINT

1. 1日5000歩が目標
2. 買い物など何かのついでに歩くようにする
3. なるべく自転車や自動車を使わない

私たちは、自動車や電車に乗って移動し、エレベーターでビルを上がるのが当たり前だと思っています。でも、それは人間の歴史の中でもごく最近のこと。人は長い間ずっと、自然の中で生きてきました。だから、体は自然に対応するようにできています。

自然の中では朝、明るくなったら起きて日光を浴びるのが当たり前ですよね。昔は、どんなところへ行くにも歩くのが普通でした。

ところが現代の子どもは、外に出たり歩いたりすることが面倒くさいと感じている傾向にあって、人間本来の「自然の中で生活する姿」を忘れてしまっています。

そこで、意識して外に出て歩いてみることをおすすめします。1日に最低3000歩、できれば5000歩は歩いてほしいです。十代という若さであれば、5000歩は、慣れれば苦もない歩数だと思います。

親御さんは、お子さんを車で送らないこと！　歩ける距離なら自分で歩く。それが気軽な運動になります。

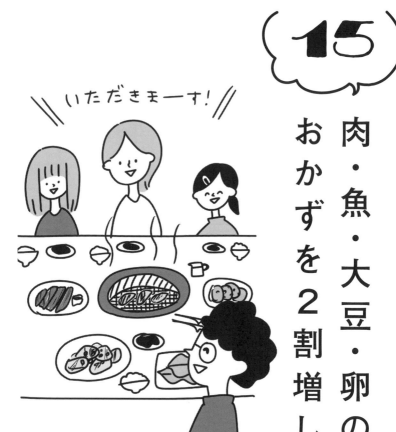

15 肉・魚・大豆・卵のおかずを2割増し

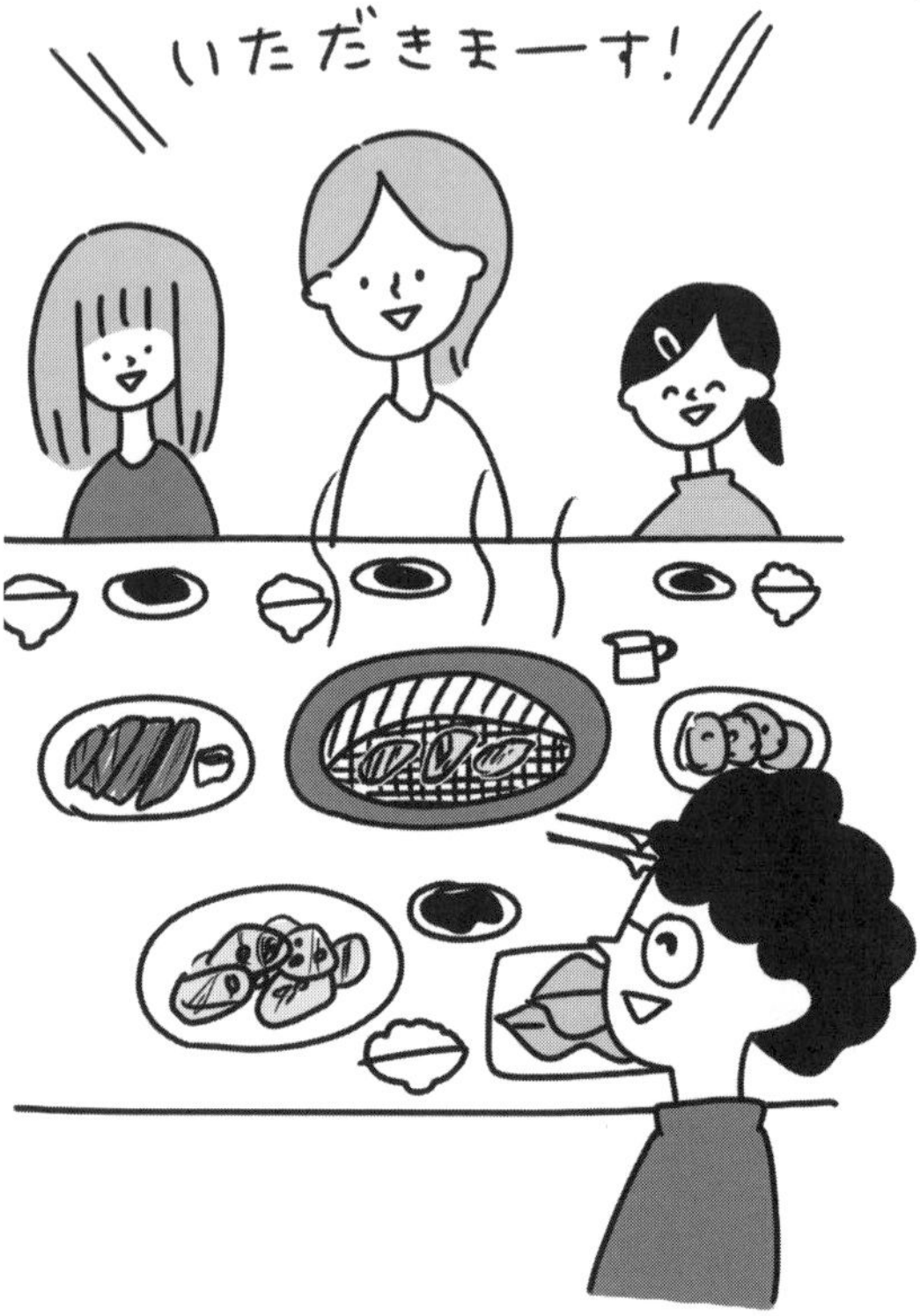

POINT

1.とにかくタンパク質をたくさんとる

2.おかずの量を増やして、筋肉を増やす

3.タンパク質は、ストレスで消費される

ODの改善には筋肉をつけることが大切なので、筋トレだけでなく、食事でも筋肉量を増やすことを意識しなくてはなりません。つまり、筋肉のもとであるタンパク質をたくさんとる必要があるのです。

また、タンパク質はストレスを感じると、どんどん消費されて不足していきます。タンパク質が不足すると、体ばかりでなく脳も元気がなくなってしまうのです。規則正しくしっかりタンパク質をとることで、脳もすっきりとリセットさせましょう。

タンパク質を豊富に含む食品は、肉、魚、大豆、卵などが代表的です。

1日に60gのタンパク質が必要で、これをもし豆腐でとるとすれば3丁食べることになります。1日に豆腐3丁も食べるのは大変ですから、朝昼晩の3食とも肉か魚をメニューに入れるといいかもしれません。量も2割増しにして、たくさん食べる!

特に夜は、次の日に備えて体と心をリセットするために、重点的にタンパク質を補充しましょう。

16

食後のデザートは生のフルーツ

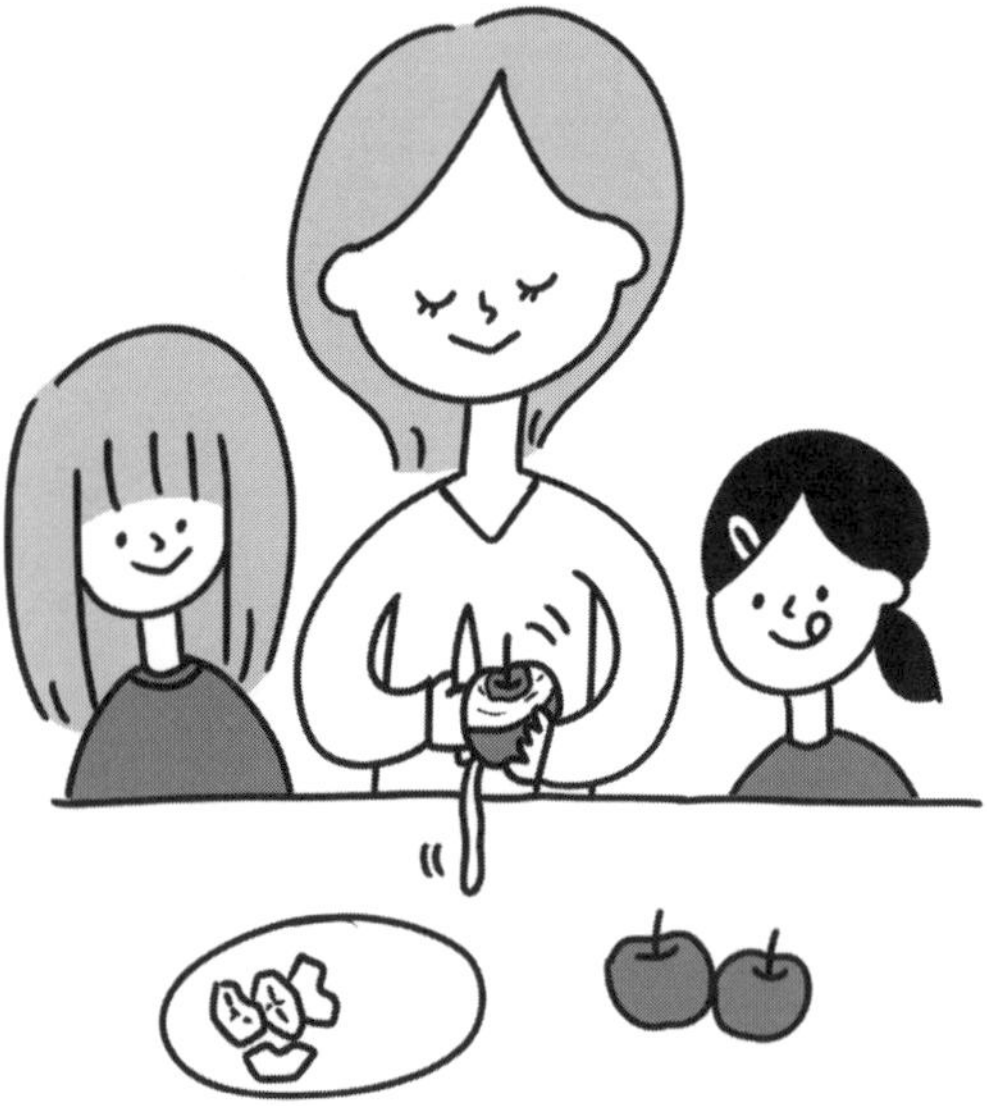

POINT

1.生のフルーツや野菜でビタミンCを摂取する

2.ビタミンCは、タンパク質の代謝を助ける

3.ビタミンCは、ストレスで消費される

タンパク質をとるときには、ビタミンCも一緒にとりましょう。ビタミンCは、タンパク質が体内でエネルギーに変わる「代謝」を助けるからです。ビタミンCは大切な栄養素なのですが、実は私たち人間は体内でビタミンCを作ることができません。だから、毎日ビタミンCを含む食品を食べることが大事なんです！

ビタミンCといえば、やはりフルーツですよね。キウイフルーツ、レモン、柿、いちご、ドライマンゴーなどを毎日食べましょう。パプリカやブロッコリーなどの野菜にも含まれるので、積極的に食べてください。

しかし、せっかく摂取したビタミンCも、ストレスが強いと体内でどんどん消費されてしまいます。ストレスのない人は1日に100mgのビタミンCで十分なのですが、ストレスが強いと、なんとその10倍も必要になります。

ストレスの程度に合わせて、通常の食材だけで済ませられるのか、意識してフルーツや野菜を多めに食べるのかを判断してください。ストレスが強くてかなりの量が必要なのであれば、サプリメントを利用する手もあります。

17

新鮮な魚や卵を生のまま食べる

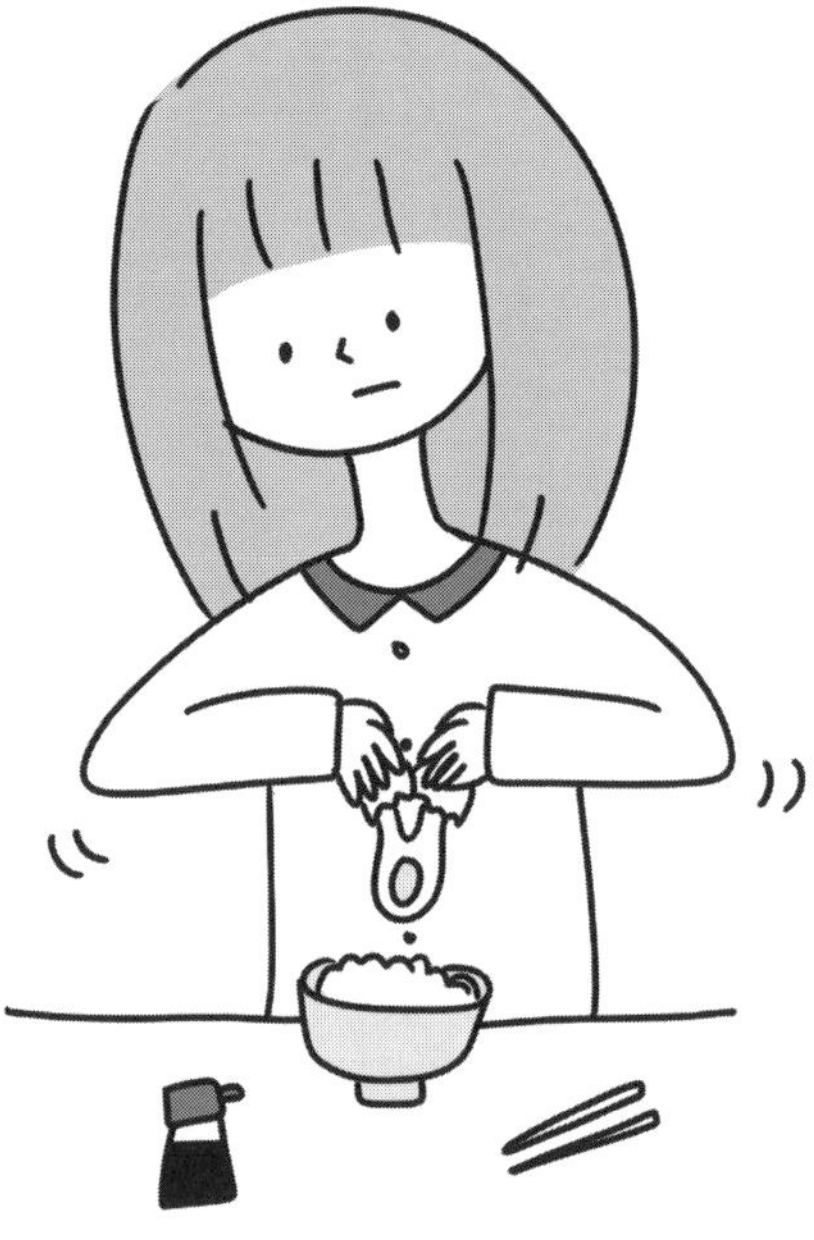

POINT

1. 消化力・免疫力をアップするグルタミンを摂取する
2. グルタミンは、タンパク質に含まれる
3. 熱に弱いので、生の食材をそのまま食べる

グルタミンは免疫力、消化力を助ける栄養素ですが、実は筋肉から分泌されています。だから筋肉の成長が遅れると、グルタミンが不足するのです。すると免疫力低下のため風邪を引きやすい、微熱が出る、疲れやすいといった症状が起こり、さらに消化力の低下のせいで、やせて虚弱な体質になっていきます。

また、リラックスのホルモンであるGABA（ガンマーアミノ酪酸）を生成するのもグルタミンなので、不足すると心身の健やかな成長が妨げられます。

ODの子どもは筋肉量が少ない傾向にありますが、筋肉と深く関わっているグルタミンの不足がODの原因となっている場合もあると思います。

グルタミンはタンパク質が分解されてできるアミノ酸の一種なので、タンパク質を意識してとりましょう。それから昆布、魚介、かつお節、大豆、チーズ、小麦粉などの他に、緑茶、トマトにも豊富に含まれます。

ただ、熱に弱いので加熱調理をすると効率的に摂取できません。刺身や生卵など、加熱せずに口に入れられるものを食べるといいですね。

18

魚も肉も赤身を積極的に選ぶ

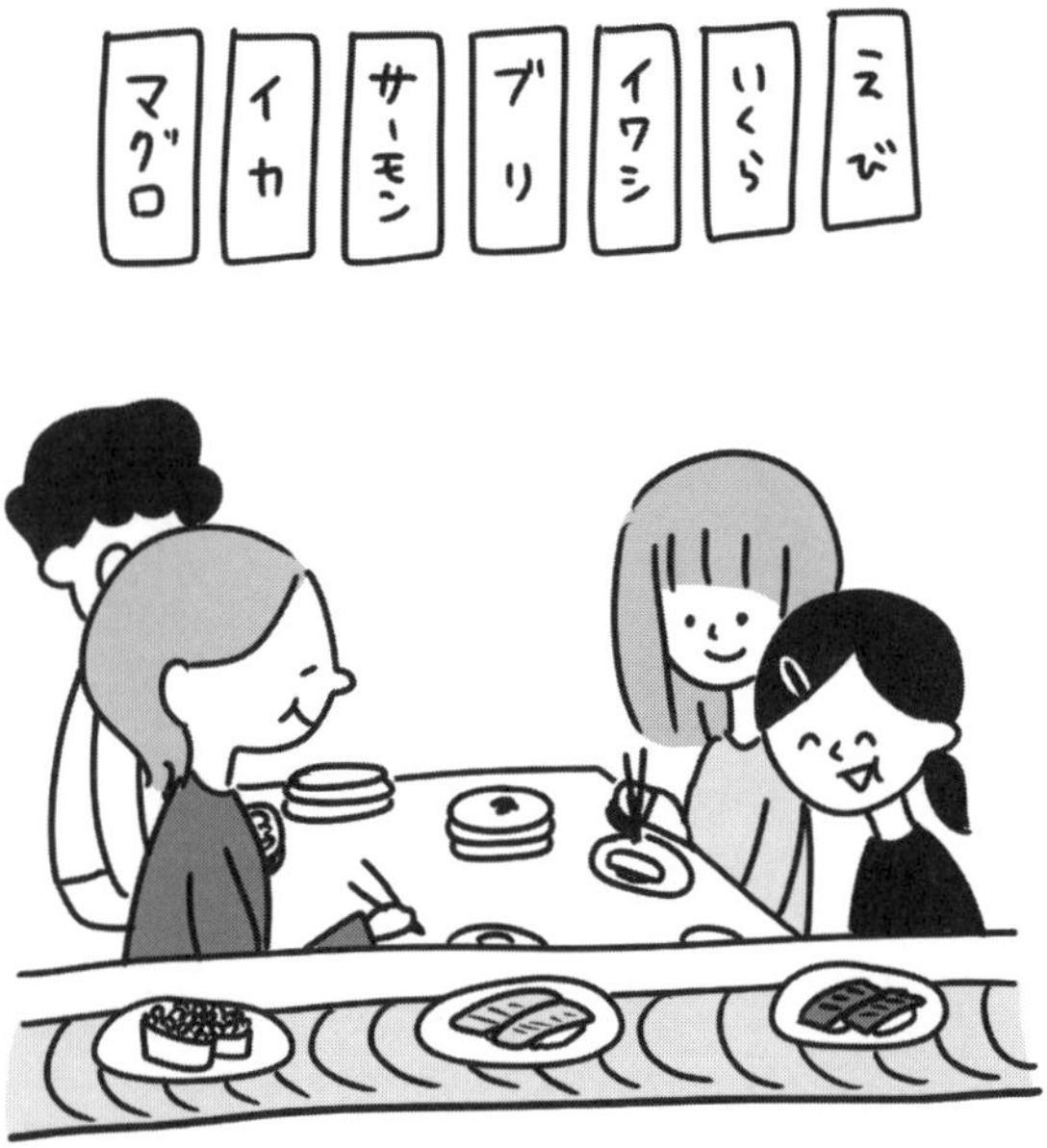

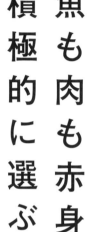

POINT

1. 自律神経の主成分となるビタミンB_{12}をとる
2. ビタミンB_6がタンパク質の代謝、ビタミンB_1が糖質の代謝を助ける
3. 赤身魚や赤身肉にビタミンB群が多く含まれる

タンパク質をいくらとっても、それが体内で上手に代謝されなければ血や肉になりません。ですから代謝を整えるビタミン、ミネラルも十分とる必要があります。

特にビタミンB群は、タンパク質の代謝に強く関わります。OD患者のビタミンB群の血中濃度を測定してみると、かなりの割合で濃度が低いです。ビタミンB群は8種の栄養素からなるグループ。その中でビタミンB_1は、脳や末梢神経の糖質代謝を補助していて、不足すると自律神経の代謝の低下を招きます。

ODの場合にはビタミンB_6が特に重要です。交感神経の興奮を抑えるセロトニンやリラックスホルモンであるGABAの生成に必要だからです。

自律神経の主成分であるビタミンB_{12}も重要。自律神経失調症で傷ついた自律神経を新しく作り替えるのですから、一般的な必要量では足りません。

ビタミンB群は、脂肪の少ない赤身の肉（牛肉、ラム）や赤身の魚（マグロ、かつお）などに豊富に含まれています。ぜひたくさん食べましょう。

栄養面を考えた食べ物が体を作る

STEP期 におすすめの食べ物

タンパク質 豚ヒレ肉

他にも…鶏ささみ、牛もも　など

主要なタンパク源である肉類の中でも、豚ヒレ肉は、高タンパク・低脂肪の優秀な食材です。鶏肉ならささみ、牛肉ならもも肉など、なるべく脂身の少ない部位を選びましょう。

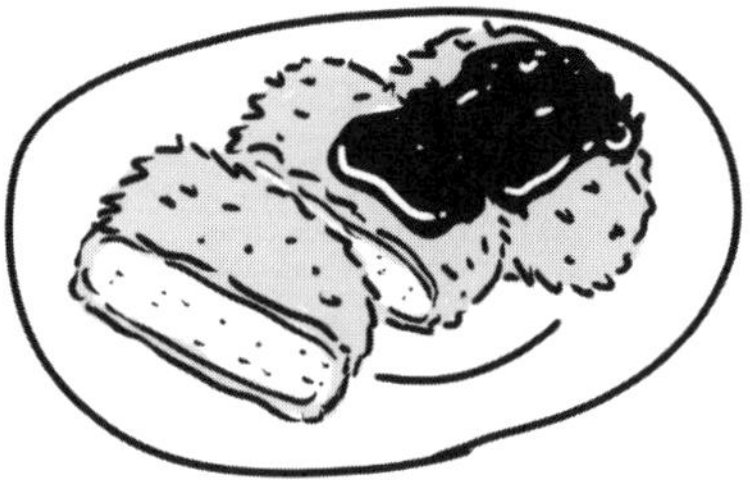

タンパク質 鮭

他にも…マグロ、サバ　など

魚類では、鮭はタンパク質が豊富で、さらにタンパク質の代謝を助けるビタミンB群のすべてを含んでいます。煮干しやかつお節などの乾物も、そのまま食べるとタンパク質をたくさん摂取できる食材です。

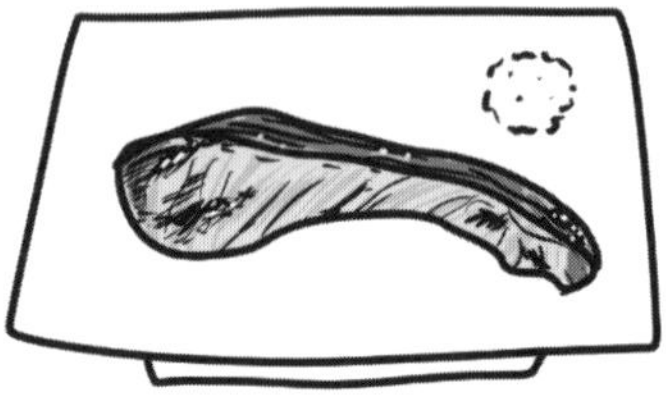

筋肉量を増やすために、運動だけでなく食事にも気を配ります。必要な栄養素を摂取するためには、好き嫌いがあっても自分が食べられるものを探して、もりもり食べよう!

タンパク質　チーズ

他にも…ヨーグルト　など

乳製品も、貴重なタンパク源。生乳（牛乳）よりもチーズやヨーグルトの方が、タンパク質の消化吸収が良いです。チーズの中でも、パルメザン・エダム・エメンタールなどのナチュラルチーズは比較的高タンパク。

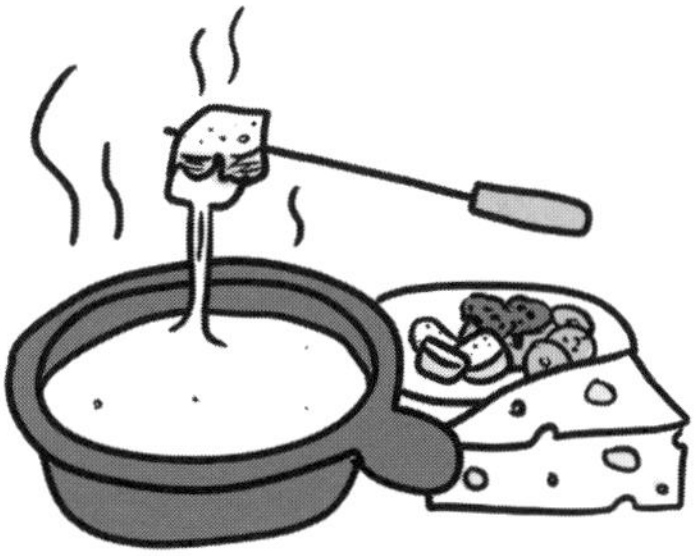

タンパク質　油揚げ

他にも…豆腐、納豆　など

タンパク源の多くが動物性なのに対し、大豆製品は、植物性のタンパク源としてとても貴重です。豆腐や納豆はもちろん、中でも油揚げは、タンパク質を摂取しやすい身近な食材。物価の面でも非常に優秀といえます。

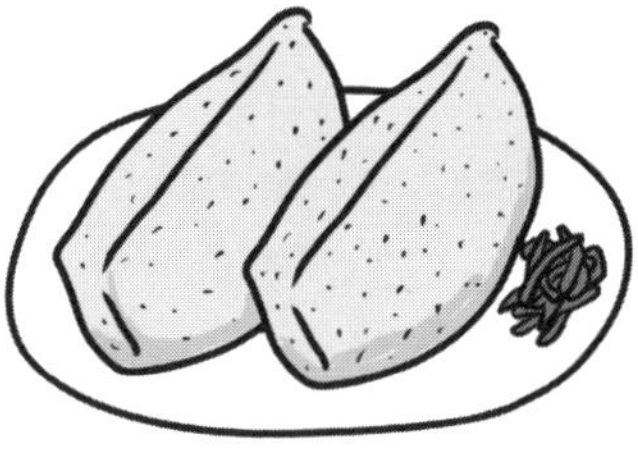

ビタミンC　キウイ

他にも…柿、いちご　など

キウイは、フルーツの中でも特にビタミンCを多く含んでいます。また、ビタミンB_6など他にもたくさんの栄養がぎっしり。生で食べやすく、熱に弱いビタミンCをそのまま摂取できるところも魅力です。

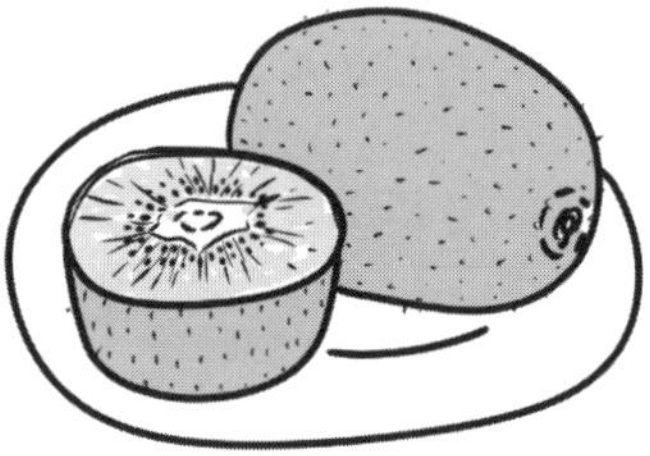

ビタミンC　ブロッコリー

他にも…パプリカ、カリフラワー　など

ブロッコリーはビタミンCを多く含む野菜ですが、調理法に注意！　ビタミンCは水溶性なので、茹でると水に溶け出して、その分だけ失われてしまいます。蒸したり電子レンジで加熱したりすれば、ビタミンCが残ります。

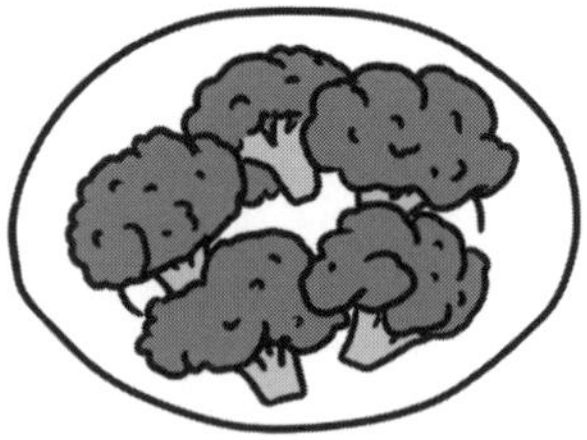

グルタミン　生卵

他にも…刺身　など

グルタミンは、肉や魚、卵などタンパク質に含まれていますが、熱に弱いため、生で食べられる食材から摂取すると効率が良いです。お刺身など生魚の他、卵かけご飯は、手軽にグルタミンを摂取できるのでおすすめです。

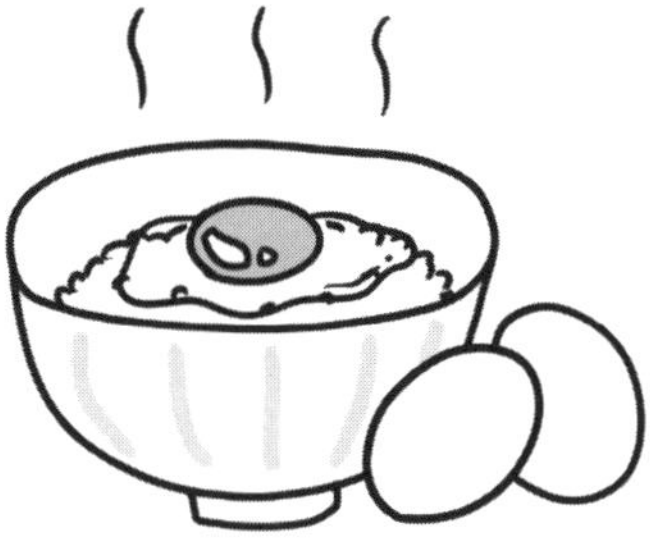

ビタミンB群　マグロ

他にも…にんにく、かつお　など

ビタミン類が豊富なマグロ。そもそも高タンパク食材であるうえに、タンパク質の代謝に欠かせないビタミンB_6が含まれているので優秀！　さらに自律神経の主成分であるビタミンB_{12}もたっぷりです。

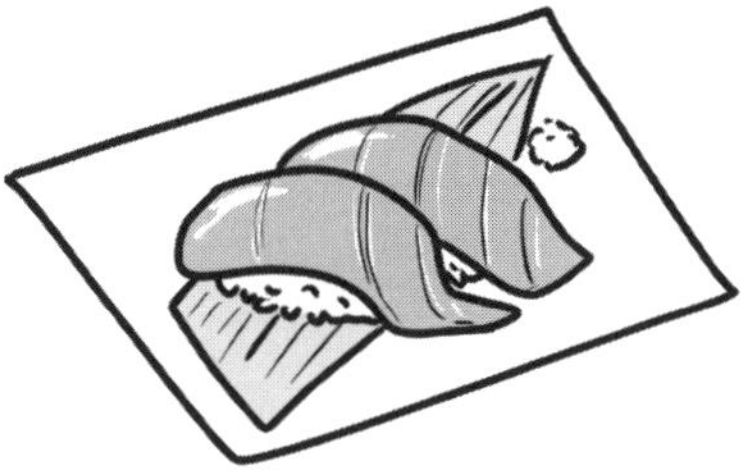

19

2週間に1回チートデイを作る

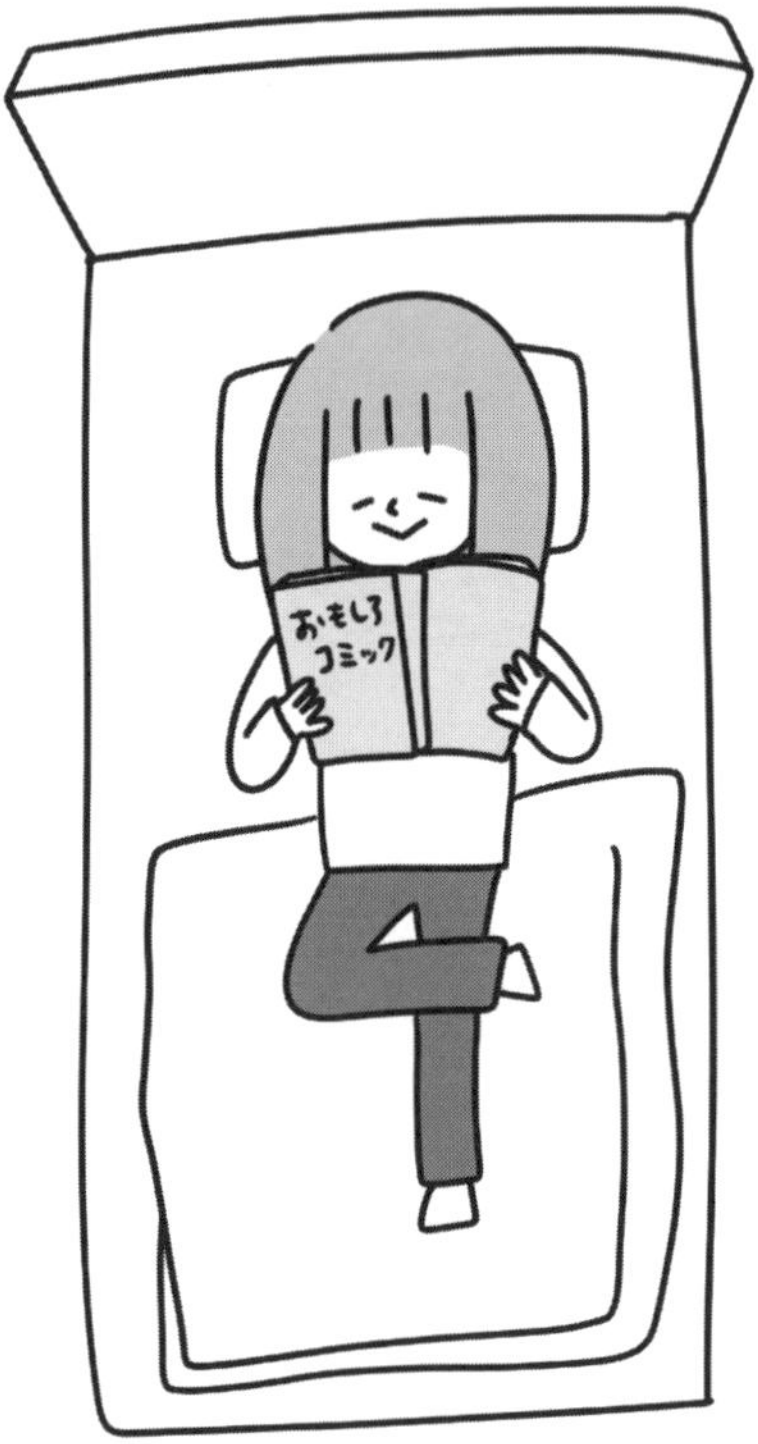

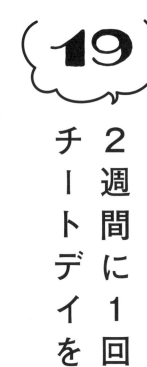

POINT

1. 調子が悪ければ、1〜2日運動しない日を作る
2. チートデイを目標にして、毎日のミッションをがんばる
3. 次の日からはしっかり切り替える

何度もお伝えしているように、ＯＤは成長の遅れによる自律神経失調症なので、成長すれば自然と治ります。ＯＤの症状によって生活が乱れ、それがクセになってグータラ病に移行してしまわないよう、規則正しい生活を心がけて体も鍛える努力が必要です。

でも、そんな努力をずっと続けるのは、簡単なことではありません。誰だって途中でうんざりしたり逃げたくなったりするもの。それは当然です。

だから、「チートデイ」を設けて、ときにはお休みしましょう。チートデイはダイエット中の人が「たまには好きなものを自由に食べる日」として広まりました。ＯＤのみなさんも、たまにはのんびり過ごしてもいいですよ！

2週間に1回程度のペースで、1〜2日はゆっくり好きなように過ごしましょう。そういう日があれば「チートデイに向けてがんばろう！」と思えますし、その日を楽しんだら「明日からまたしっかりがんばろう！」と切り替え、広い意味でのメリハリを作ります。

努力の継続のためには、ご褒美になるチートデイも必要ですね。

ODはどんな子に多い？

A

私は神経内科医なので自律神経の専門家ではありますが、特にODの専門家というわけではなく、認知症の患者さんを中心に診療にあたってきました。

しかし、私のクリニックを訪ねて来るODの患者さんたちが増え、いつしかたくさんのODに苦しむ子どもたちと向き合うようになっています。

そこで、この2年間に来院した121人の子どもたちのデータをまとめてみると、多少なりとも傾向のようなものが見えてきました。当クリニックに限ったデータではありますが、紹介していきます。

まず、患者数として多いのは、13歳から15歳までの中学生で62人。ODは思春期の病気と定義されていますが、思春期の中でも特に中学生の来院が約半数を占めることがわかりました。16歳から20歳までは46人で、10歳から12歳までも13人いました。

また、どの年代でも女子の方が男子より少し多いですが、それほど大きな差はありません。ただ、統計的にはODは女の子の方が多く、男の子の1・

5倍といわれています。

家族構成では、両親がそろっているケースが104人と9割弱を占め、兄弟のいない一人っ子が50人で約4割です。

そして不登校になっている場合がほとんどですが、程度は人それぞれ。週に1〜2日休む軽度の不登校が39人と一番多い一方で、週に4〜5日休む高度の不登校も37人でほぼ同じぐらいいます。週に3日休む中等度の不登校が少なめで、27人でした。

軽度は男子17人女子22人、中等度は男子9人女子18人と女子の方が多いのに比較して、高度は男子22人女子15人と男子が多いのです。つまりODが重症化するのは、男子の方が多いという傾向がありました。

この子たちの多くは、やせて青白く、運動不足でした。今の日本では、こういう子どもはごく普通にたくさんいて、生活環境が大きく影響を与えていることは確かです。だから、現代社会がODを生み出しているといえるのかもしれません。

第4章

筋肉と自律神経を鍛える

JUMP!

いよいよ仕上げのJUMP!

体の内側を食事で、外側を運動で鍛えます。

また元気な自律神経になって、

活動的な君になれるまであと少し!

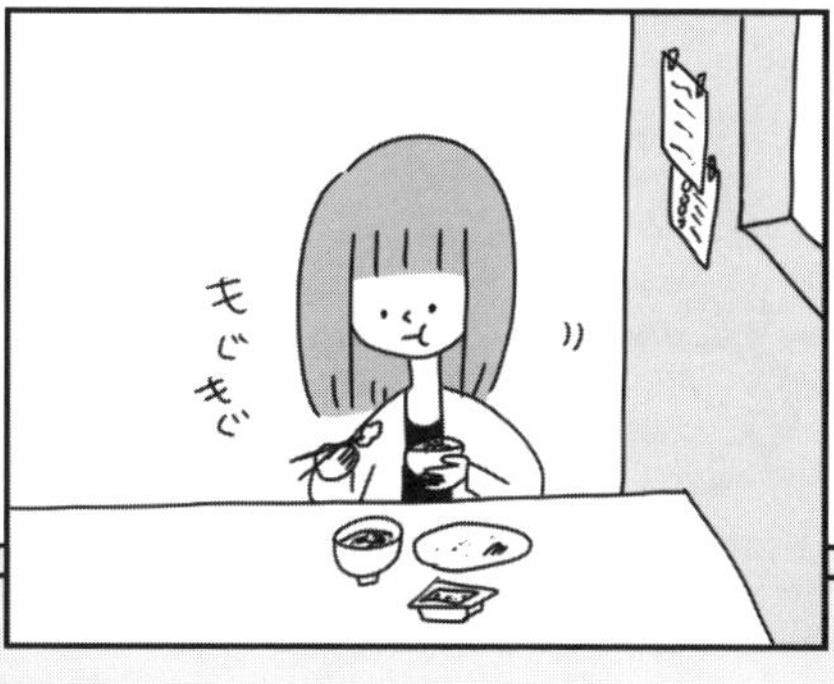

第5話　食事も運動もなまけとらんか？

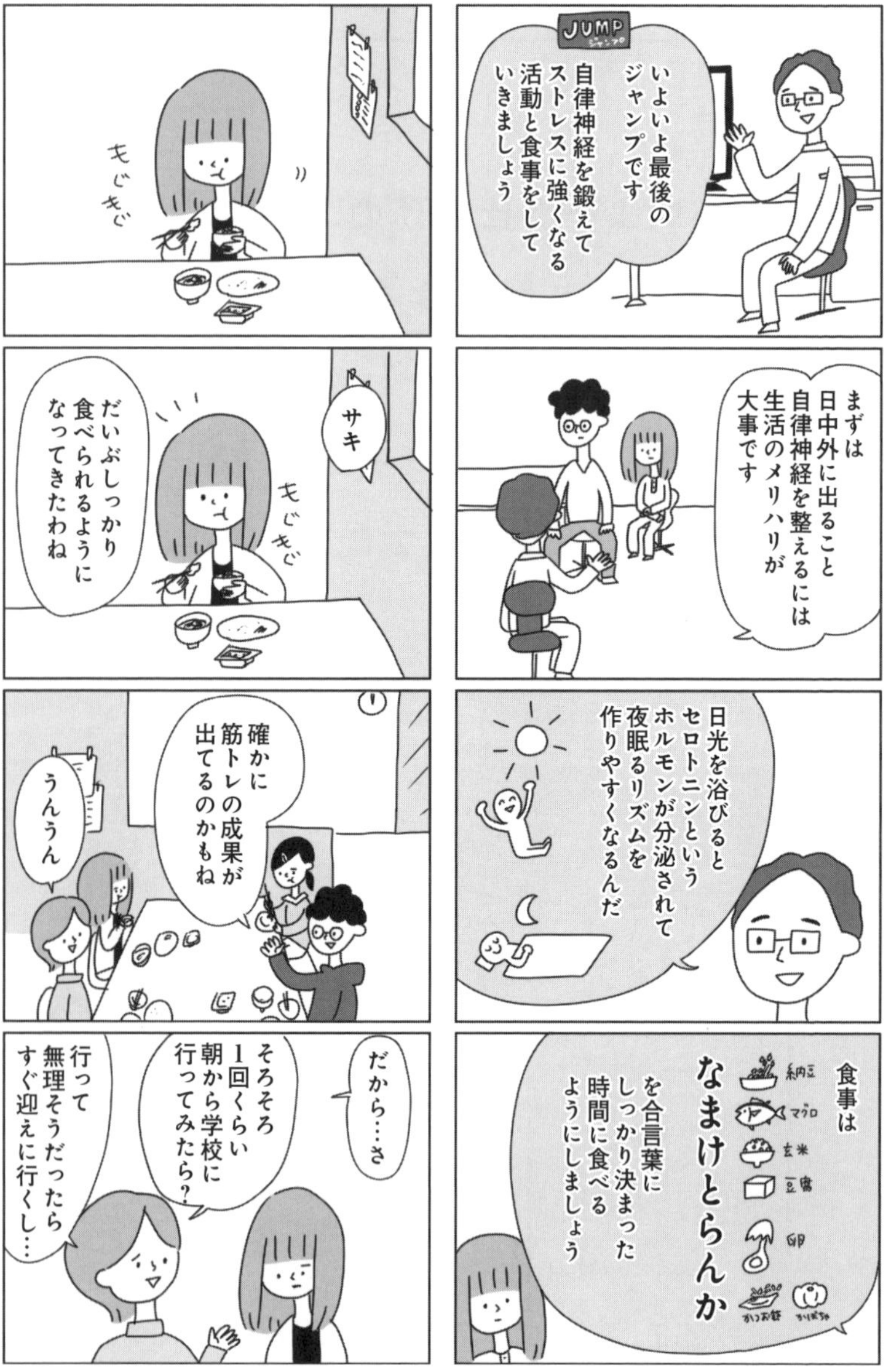
JUMP
いよいよ最後のジャンプです
自律神経を鍛えてストレスに強くなる活動と食事をしていきましょう
まずは日中外に出ること
自律神経を整えるには生活のメリハリが大事です
日光を浴びるとセロトニンというホルモンが分泌されて夜眠るリズムを作りやすくなるんだ
食事は
なまけとらんか
納豆
マグロ
玄米
豆腐
卵
かつお節
かぼちゃ
を合言葉にしっかり決まった時間に食べるようにしましょう
モぐモぐ
サキ
だいぶしっかり食べられるようになってきたわね
モぐモぐ
確かに筋トレの成果が出てるのかもね
うんうん
だから…さ
そろそろ1回くらい朝から学校に行ってみたら？
行って無理そうだったらすぐ迎えに行くし…

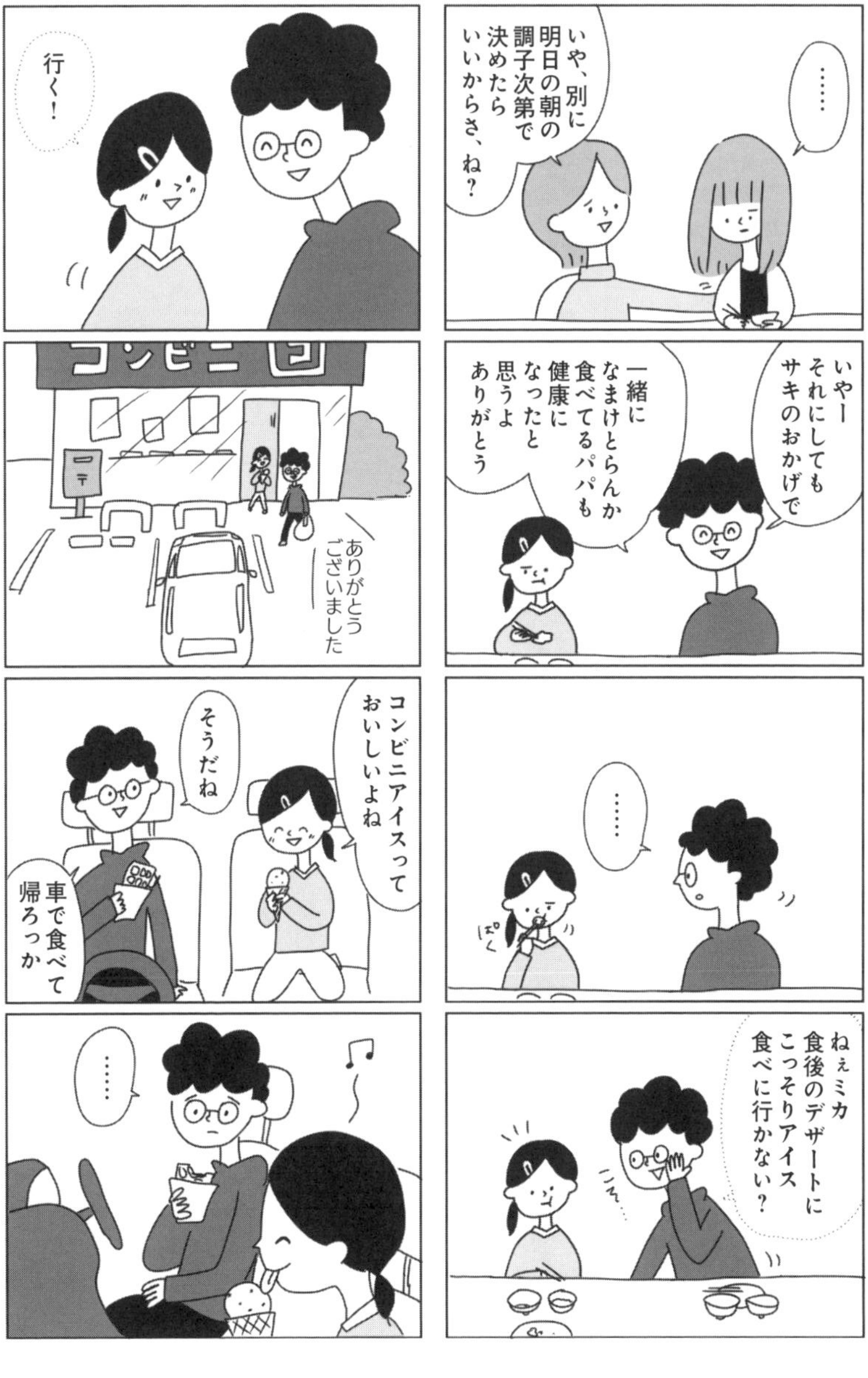
……
いや、別に明日の朝の調子次第で決めたらいいからさ、ね？
行く！
いやーそれにしてもサキのおかげで
一緒になまけとらんか食べてるパパも健康になったと思うよありがとう
コンビニ
ありがとうございました
……
ぱく
コンビニアイスっておいしいよね
そうだね
車で食べて帰ろっか
ねぇミカ食後のデザートにこっそりアイス食べに行かない？
こそ…
……

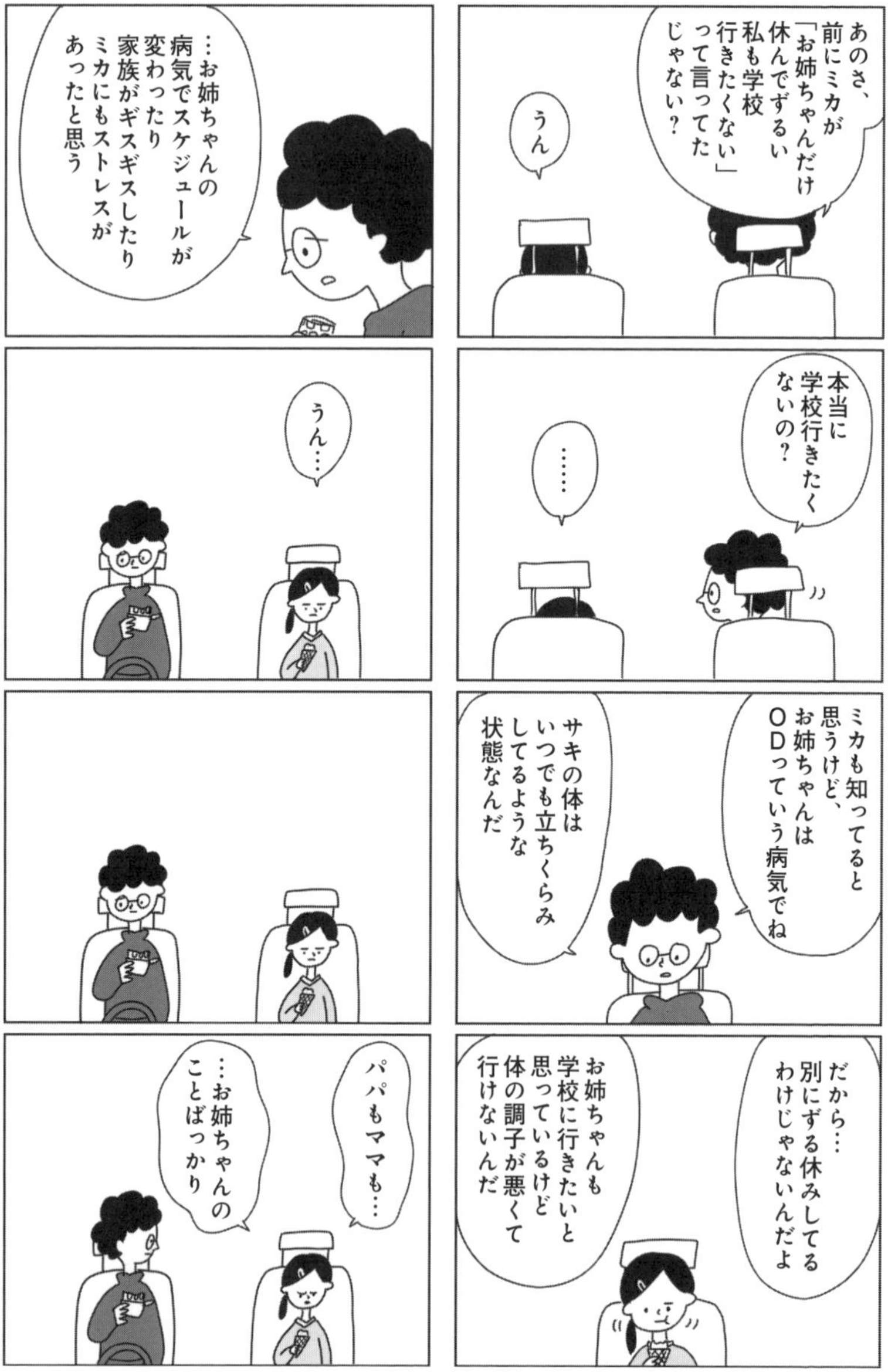

あのさ、前にミカが「お姉ちゃんだけ休んでずるい私も学校行きたくない」って言ってたじゃない？
うん
…お姉ちゃんの病気でスケジュールが変わったり家族がギスギスしたりミカにもストレスがあったと思う
本当に学校行きたくないの？
……
うん…
ミカも知ってると思うけど、お姉ちゃんはODっていう病気でね
サキの体はいつでも立ちくらみしてるような状態なんだ
だから…別にずる休みしてるわけじゃないんだよ
お姉ちゃんも学校に行きたいと思っているけど体の調子が悪くて行けないんだ
パパもママも…
…お姉ちゃんのことばっかり

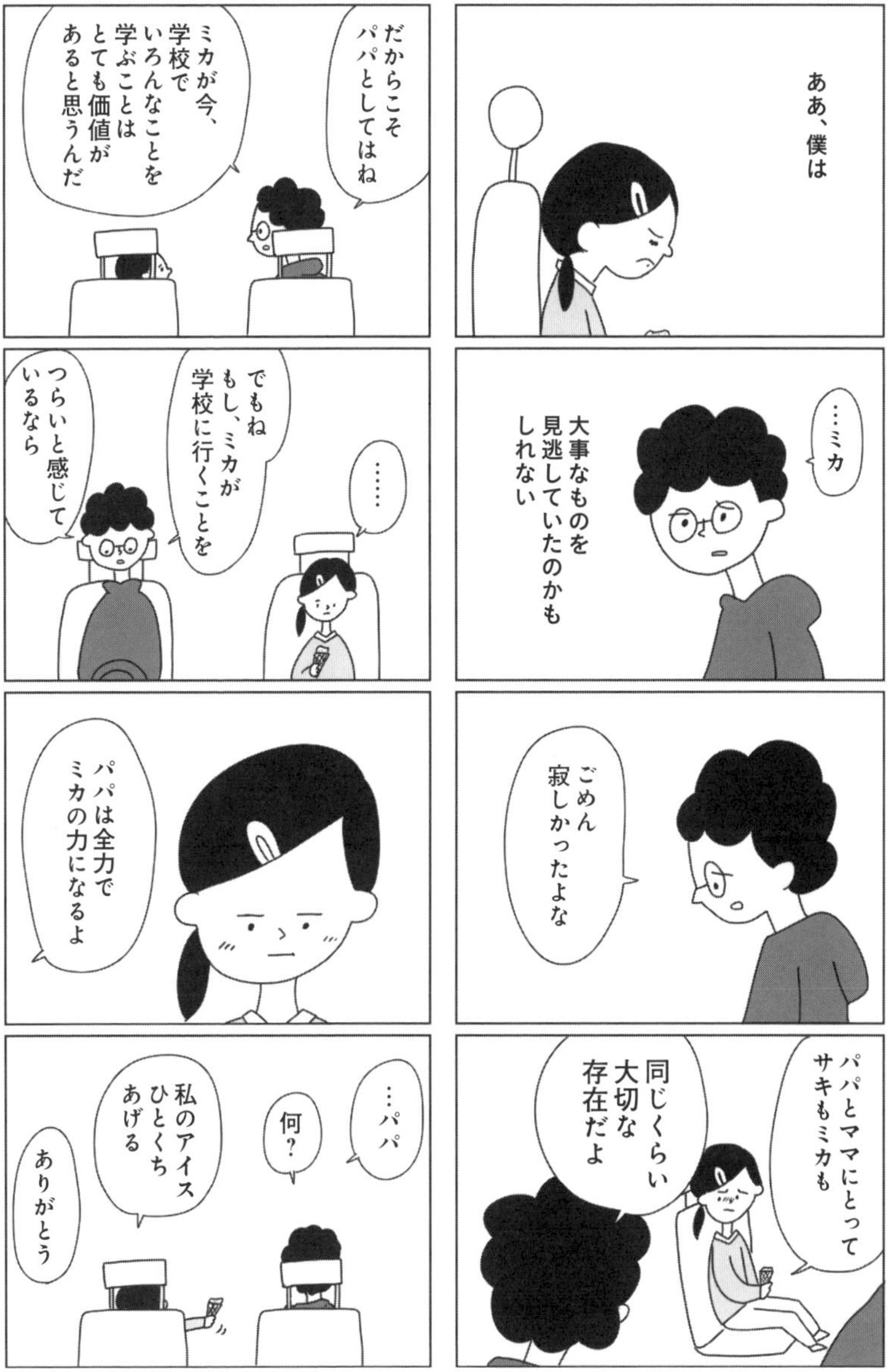
ああ、僕は
だからこそパパとしてはね
ミカが今、学校でいろんなことを学ぶことはとても価値があると思うんだ
…ミカ
大事なものを見逃していたのかもしれない
……
でもねもし、ミカが学校に行くことを
つらいと感じているなら
ごめん寂しかったよな
パパは全力でミカの力になるよ
パパとママにとってサキもミカも
同じくらい大切な存在だよ
…パパ
何?
私のアイスひとくちあげる
ありがとう

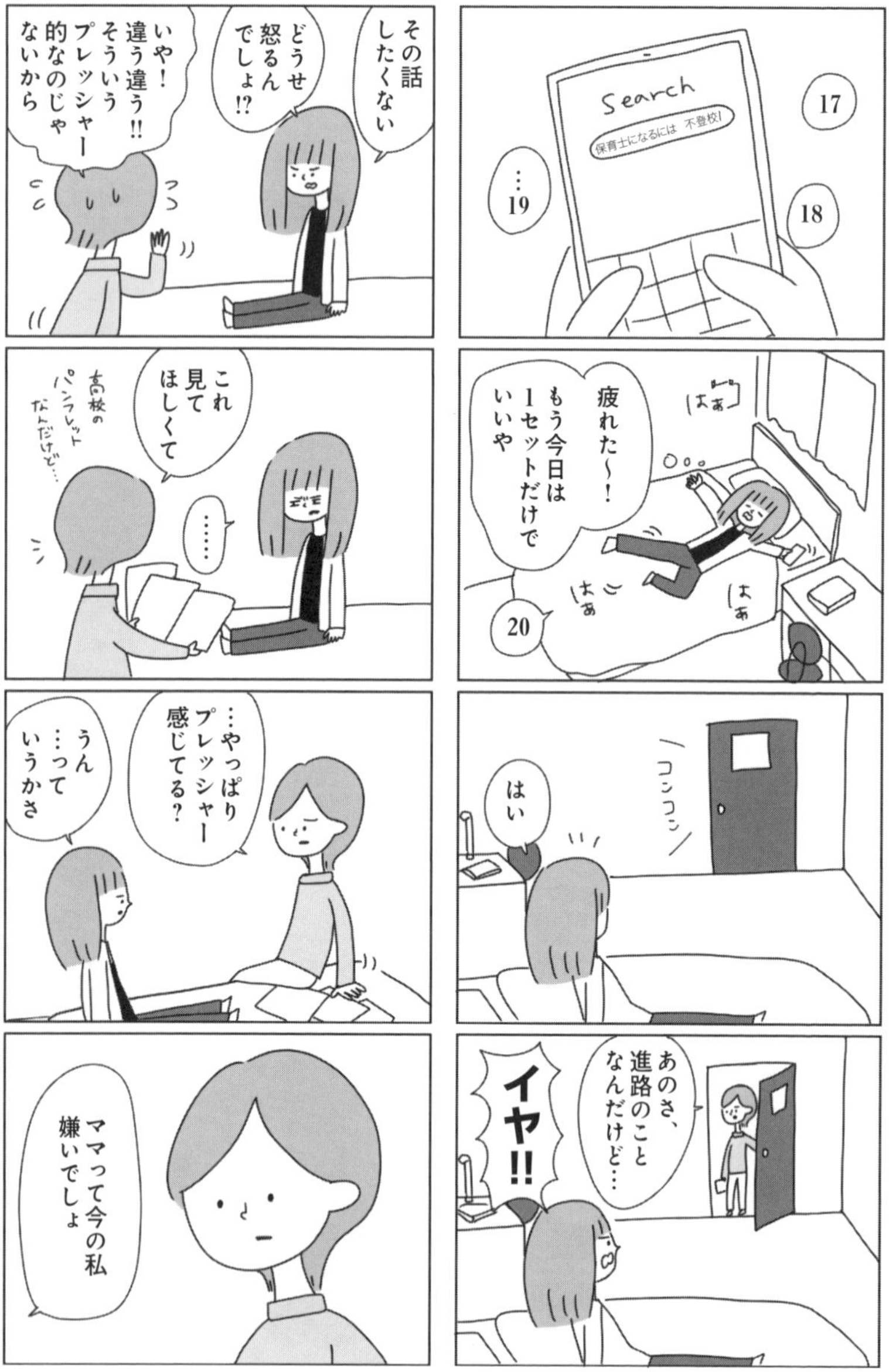
Search
保育士になるには　不登校
17
18
…19
はぁ
疲れた〜！もう今日は1セットだけでいいや
はぁ
はぁ
20
コンコン
はい
あのさ、進路のことなんだけど…
イヤ!!
その話したくない
どうせ怒るんでしょ!?
いや！違う違う!!そういうプレッシャー的なのじゃないから
高校のパンフレットなんだけど…
これ見てほしくて
……
…やっぱりプレッシャー感じてる？
うん…っていうかさ
ママって今の私嫌いでしょ

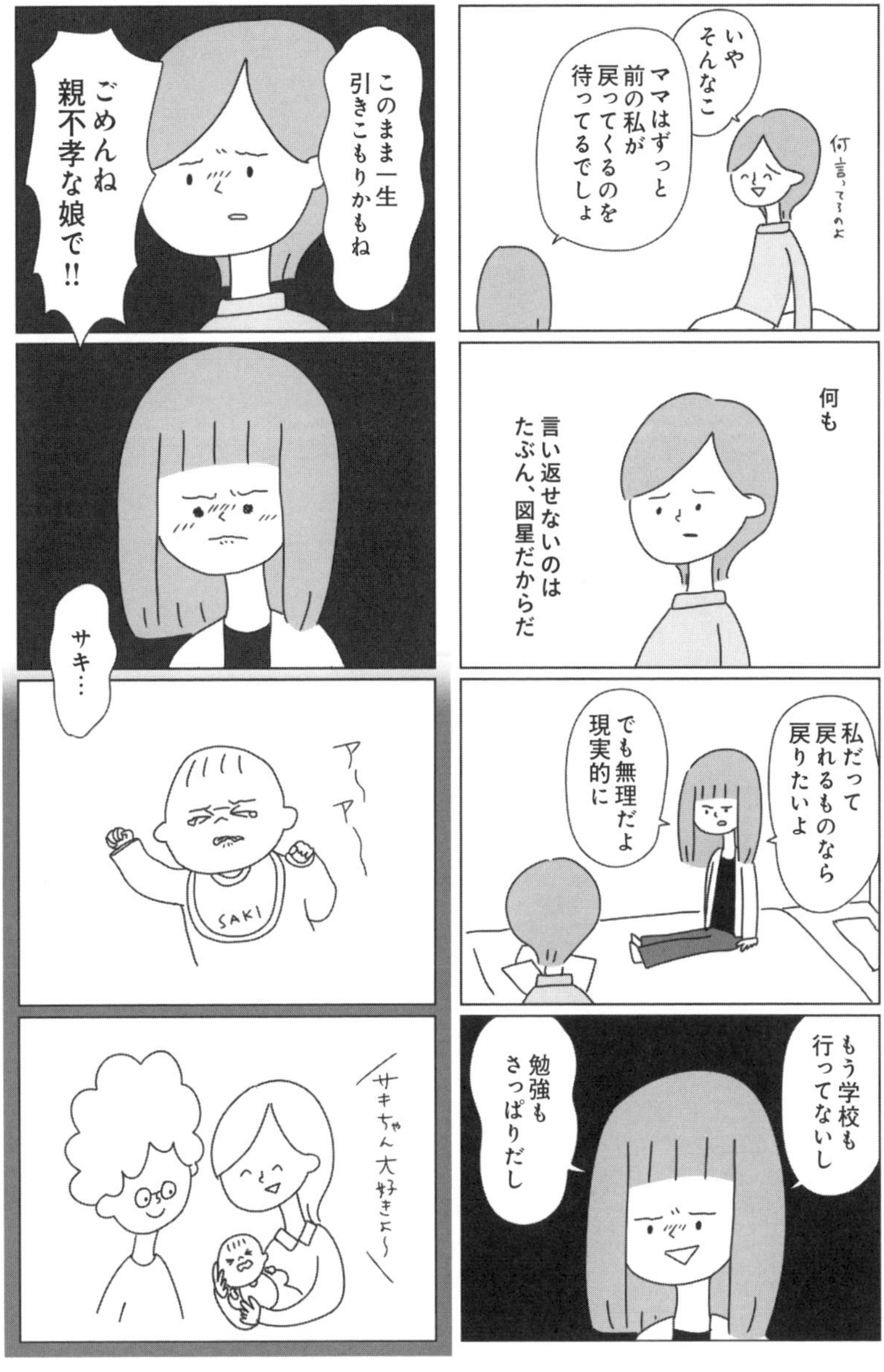
いや
そんなこ
ママはずっと
前の私が
戻ってくるのを
待ってるでしょ
何言ってるのよ
何も
言い返せないのは
たぶん、図星だからだ
私だって
戻れるものなら
戻りたいよ
でも無理だよ
現実的に
もう学校も
行ってないし
勉強も
さっぱりだし
このまま一生
引きこもりかもね
ごめんね
親不孝な娘で!!
サキ…
ア〜ア〜
SAKI
サキちゃん大好きよ〜

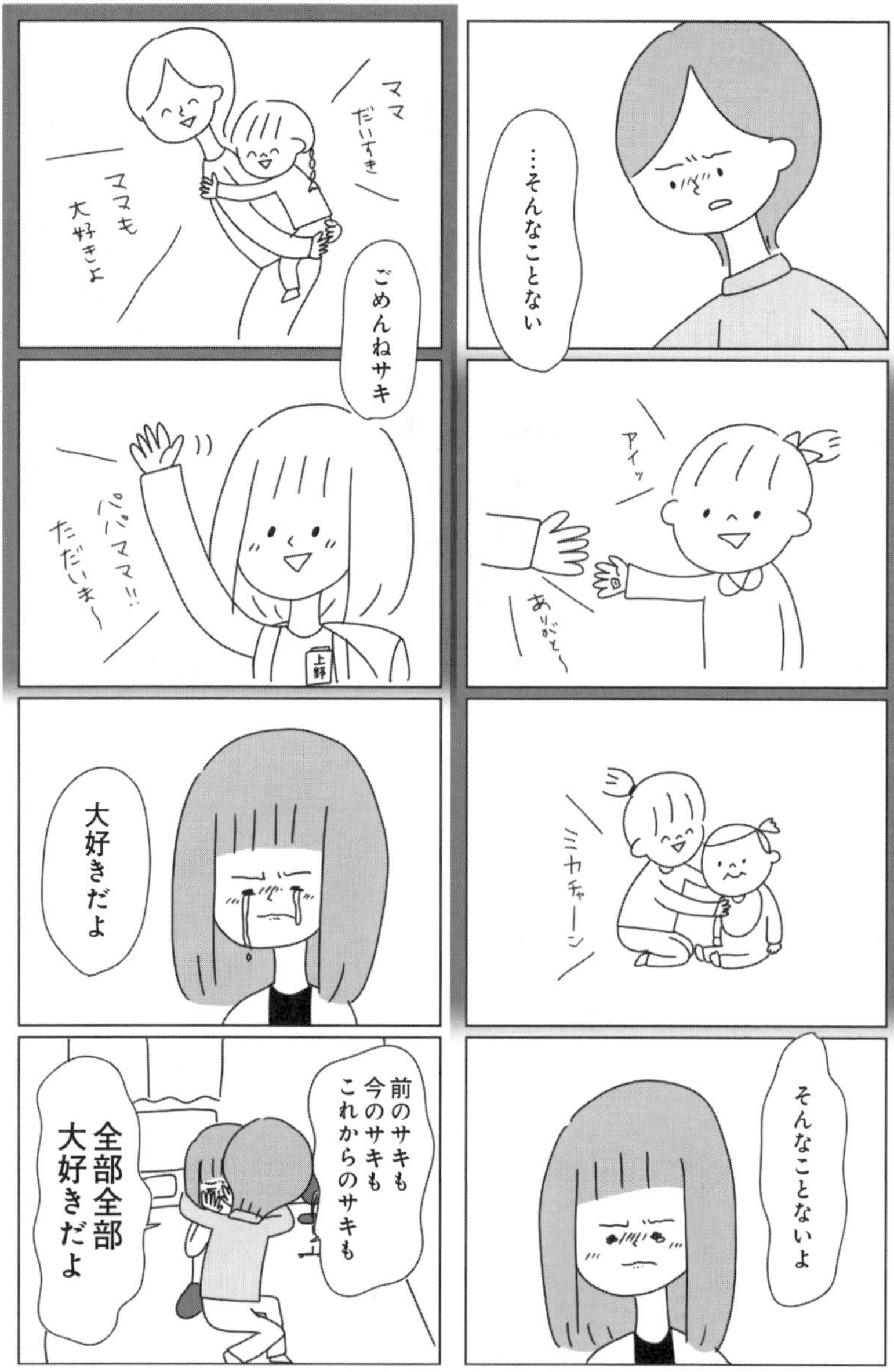
…そんなことない
アイッ
ありがと～
ミカチャーン
そんなことないよ
ママ だいすき
ママも 大好きよ
ごめんねサキ
パパママ!! ただいま～
上野
大好きだよ
前のサキも 今のサキも これからのサキも
全部全部 大好きだよ

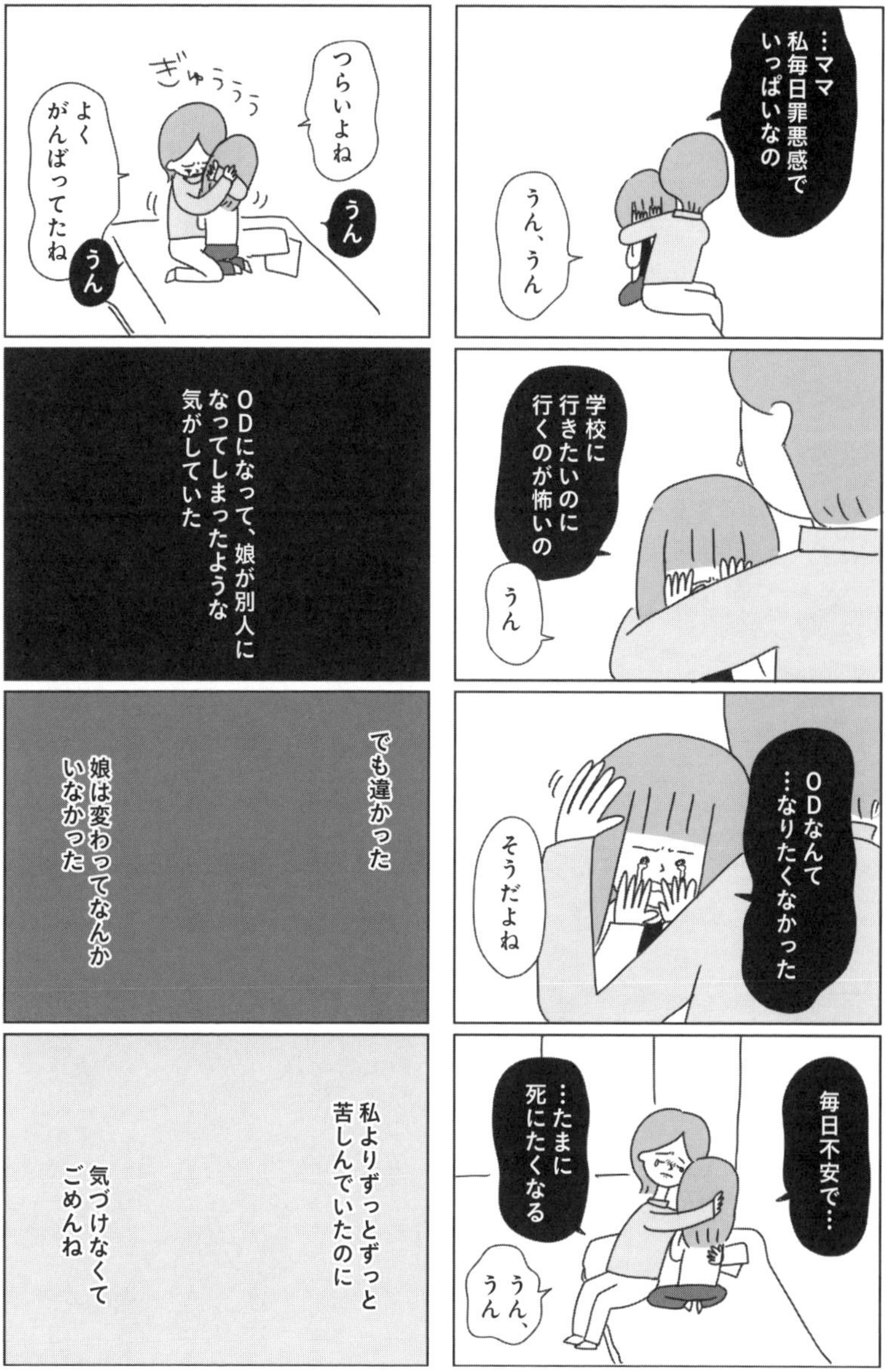
…ママ
私毎日罪悪感で
いっぱいなの
うん、うん
学校に
行きたいのに
行くのが怖いの
うん
ODなんて
…なりたくなかった
そうだよね
毎日不安で…
…たまに
死にたくなる
うん、
うん
つらいよね
うん
ぎゅううううう
よく
がんばってたね
うん
ODになって、娘が別人に
なってしまったような
気がしていた
でも違かった
娘は変わってなんか
いなかった
私よりずっとずっと
苦しんでいたのに
気づけなくて
ごめんね

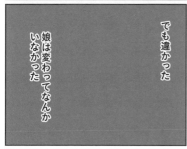

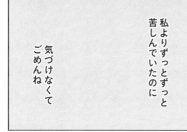

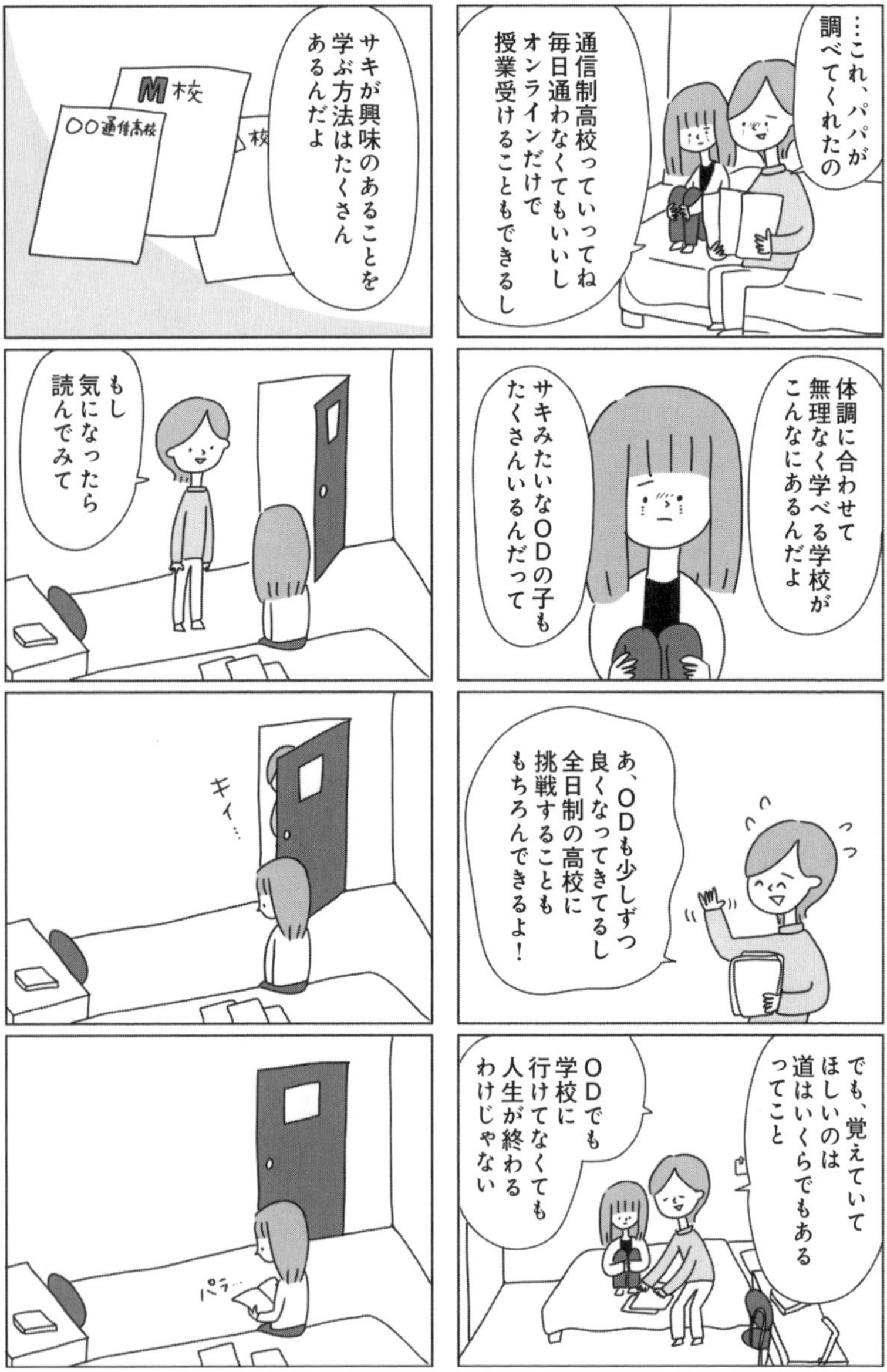
…これ、パパが調べてくれたの
通信制高校っていってね
毎日通わなくてもいいし
オンラインだけで
授業受けることもできるし
体調に合わせて
無理なく学べる学校が
こんなにあるんだよ
サキみたいなODの子も
たくさんいるんだって
あ、ODも少しずつ
良くなってきてるし
全日制の高校に
挑戦することも
もちろんできるよ！
でも、覚えていて
ほしいのは
道はいくらでもある
ってこと
ODでも
学校に
行けてなくても
人生が終わる
わけじゃない
○○通信高校
M校
校
サキが興味のあることを
学ぶ方法はたくさん
あるんだよ
もし
気になったら
読んでみて
キィ…
パラ…

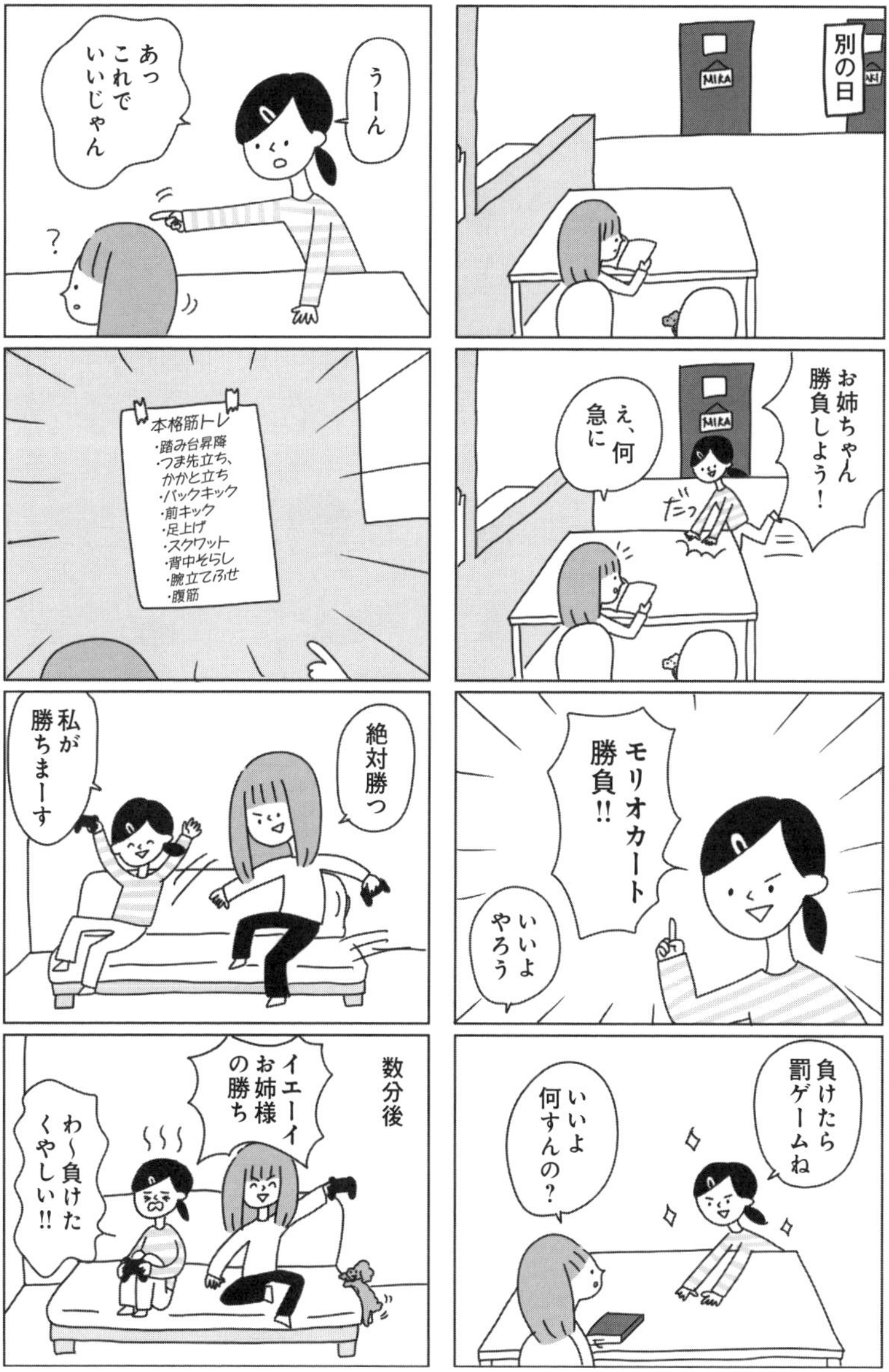
別の日
MIKA
お姉ちゃん勝負しよう！
え、何急に
だっ
モリオカート勝負!!
いいよやろう
負けたら罰ゲームね
いいよ何すんの？
うーん
あっこれでいいじゃん
？
本格筋トレ
・踏み台昇降
・つま先立ち、かかと立ち
・バックキック
・前キック
・足上げ
・スクワット
・背中そらし
・腕立てふせ
・腹筋
絶対勝つ
私が勝ちまーす
数分後
イエーイお姉様の勝ち
わ〜負けたくやしい!!

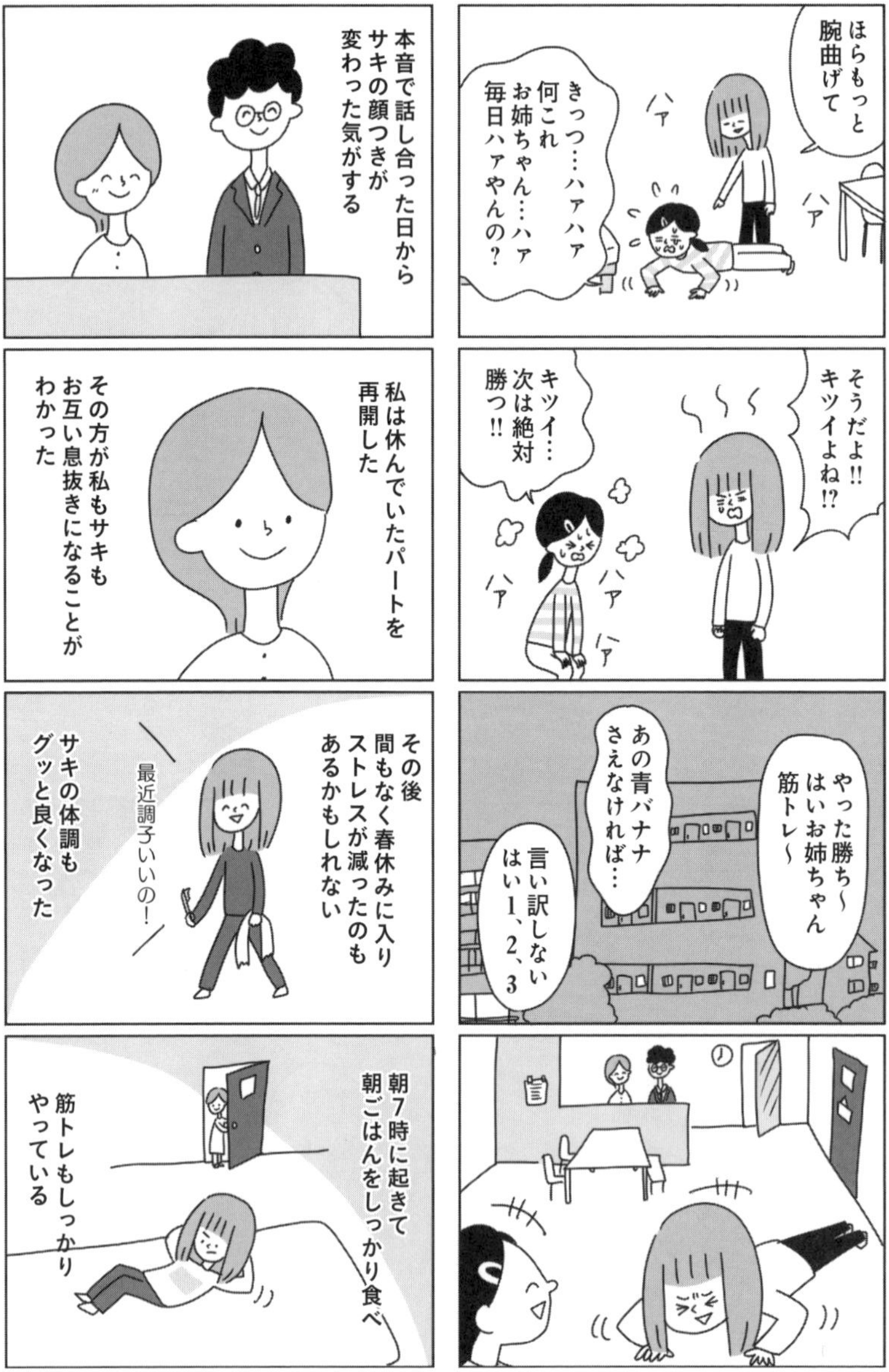
ほらもっと腕曲げて
ハァ
ハァ
きっつ…ハァハァ
何これ
お姉ちゃん…ハァ
毎日ハァやんの？
そうだよ!!
キツイよね!?
キツイ…
次は絶対
勝つ!!
ハァ
ハァ
ハァ
やった勝ち～
はいお姉ちゃん
筋トレ～
あの青バナナ
さえなければ…
言い訳しない
はい1、2、3
本音で話し合った日から
サキの顔つきが
変わった気がする
私は休んでいたパートを
再開した
その方が私もサキも
お互い息抜きになることが
わかった
その後
間もなく春休みに入り
ストレスが減ったのも
あるかもしれない
最近調子いいの！
サキの体調も
グッと良くなった
朝7時に起きて
朝ごはんをしっかり食べ
筋トレもしっかり
やっている

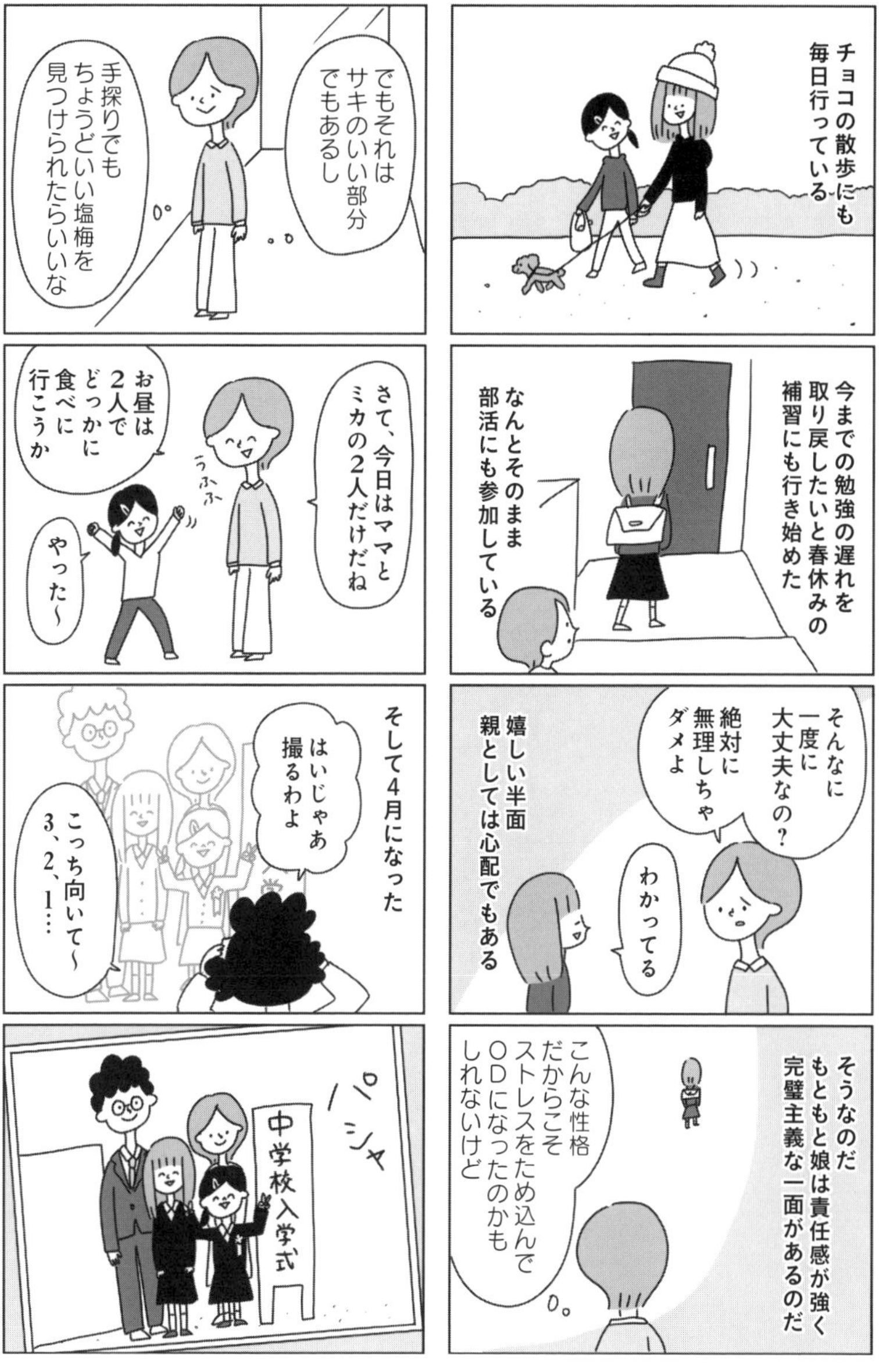
チョコの散歩にも毎日行っている
今までの勉強の遅れを取り戻したいと春休みの補習にも行き始めた
なんとそのまま部活にも参加している
そんなに一度に大丈夫なの？
絶対に無理しちゃダメよ
わかってる
嬉しい半面親としては心配でもある
そうなのだ もともと娘は責任感が強く完璧主義な一面があるのだ
こんな性格だからこそストレスをため込んでODになったのかもしれないけど
でもそれはサキのいい部分でもあるし
手探りでもちょうどいい塩梅を見つけられたらいいな
さて、今日はママとミカの2人だけだね
お昼は2人でどっかに食べに行こうか
うふふ
やった〜
そして4月になった
はいじゃあ撮るわよ
こっち向いて〜 3、2、1…
パシャ
中学校入学式

自律神経を元気にするために

ＯＤ克服への3ステップのうち、いよいよ最終章のＪＵＭＰ！に入っていきます。

ここまで進んでくれれば、メリハリのある生活を意識し、筋肉量を増やすための筋トレと食事を心がけてきていると思います。最終章のＪＵＭＰ！では、今までの生活習慣を継続しつつ、ミッションで身につけた体力と筋力を土台にして、運動も食事も、もう一段階ステップアップしていきましょう。

自律神経を鍛える運動

筋トレについては、この後でくわしく図解しますが、かなり負荷が高い運動も含まれます。しかし、はじめの頃はまったくできなかった筋トレも、ここまでの積み重ねがあれば、決して無理なことではないはずです。OD治療のラストスパートなので、ぜひがんばってみてください。

さらに、この時期に意識したいのは、家の外に出ること。屋外で活動することは、筋肉を鍛えるだけでなく、自律神経を整えることにもなるので、積極的に外に出て活動しましょう。

なぜ筋トレだけではなく屋外に出ると自律神経が整うのか？　その理由は、メラトニンをはじめとするわれわれの体内の情報伝達物質であるホルモンの働きが、深く関わっているのですが、そのことについてもここで解説していきます。

自律神経を鍛える食事

ODで成長が遅れていた自律神経も、STEP！までのミッションをクリアしてきたなら、徐々に成長しているはずです。そこで最後に、自律神経を元気にする食事で

自律神経を元気にする食事「なまけとらんか」

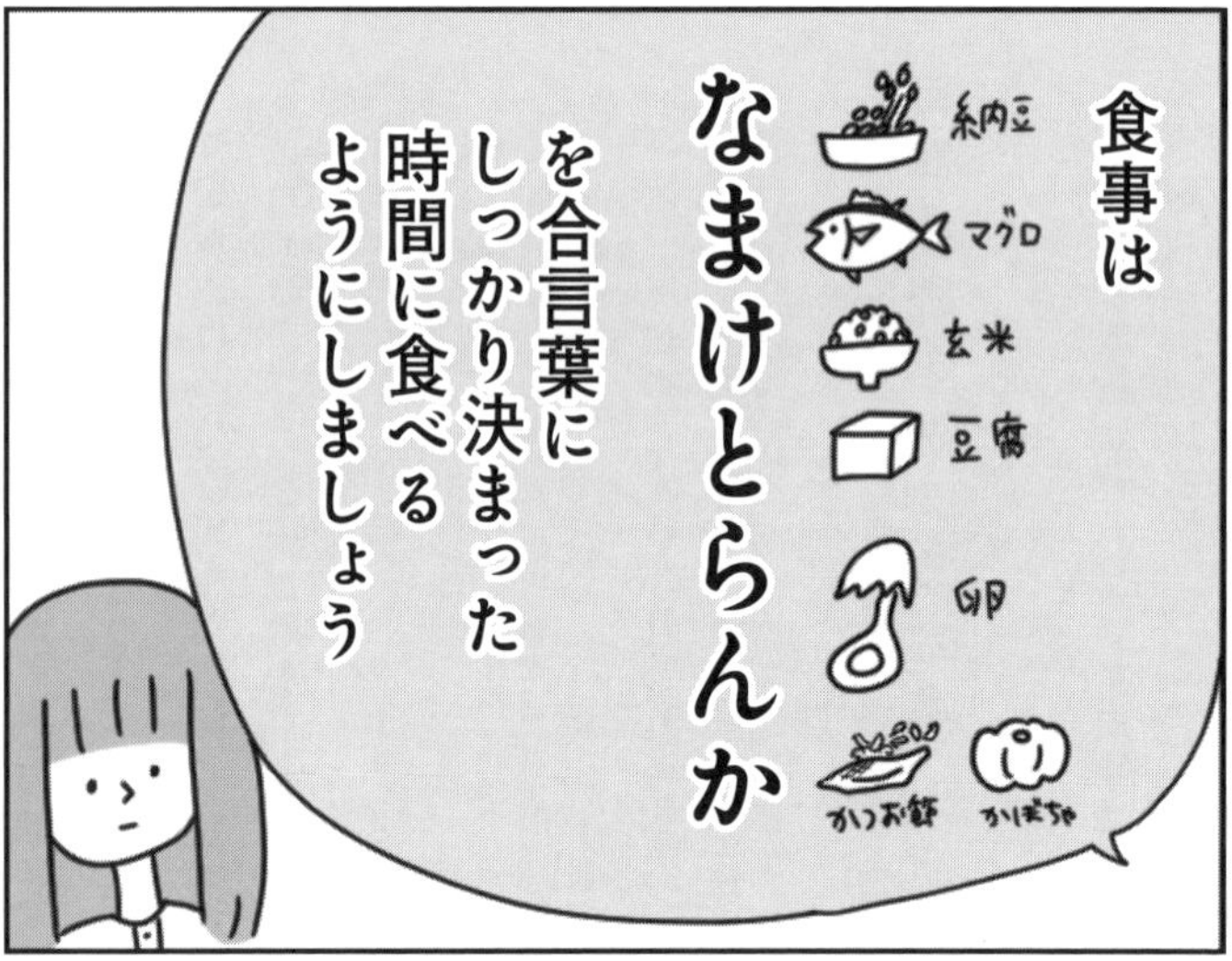
食事は
なまけとらんか
を合言葉に
しっかり決まった
時間に食べる
ようにしましょう
納豆
マグロ
玄米
豆腐
卵
かつお節
かぼちゃ
仕上げをします。そのために、意識したい食材があります。それは、次の4つ。

①ストレスから自律神経を守る食材
②傷ついた自律神経を修復する食材
③交感神経を抑える食材
④副交感神経を整える食材

この4つを、これまで通りの食事に加えて、意識してみてください。

では、これらの食材は、具体的になんなのでしょうか？　ひとつひとつ「具体的には何を食べればいいんだっけ？」と悩まないように、私は、これらをまとめて「なまけとらんか」と表現しています。

「な」　納豆（タンパク質、食物繊維など）
「ま」　マグロ（タンパク質、ビタミンB群など）
「け（げ）」　玄米（食物繊維、ビタミンB群など）
「と」　豆腐（タンパク質、カルシウムなど）
「らん」　卵（タンパク質、ビタミンB群など）
「か」　かぼちゃ（ビタミンEなど）、**かつお節**（グルタミンなど）

もちろん、他にもいろいろな食材はありますが、「なまけとらんか」を心がけるようにすれば、自律神経を元気にする食事ができます。「きちんと食べることを怠けとらんか？」と、自分で確認しながら自律神経を鍛えていきましょう！

また、どんなに良い食材でも、不規則な食事時間や安定しない食事環境では、猫に小判というものです。ダラダラ食べずに、今一度メリハリを思い出してみましょう。

20

昼間は外で活動する

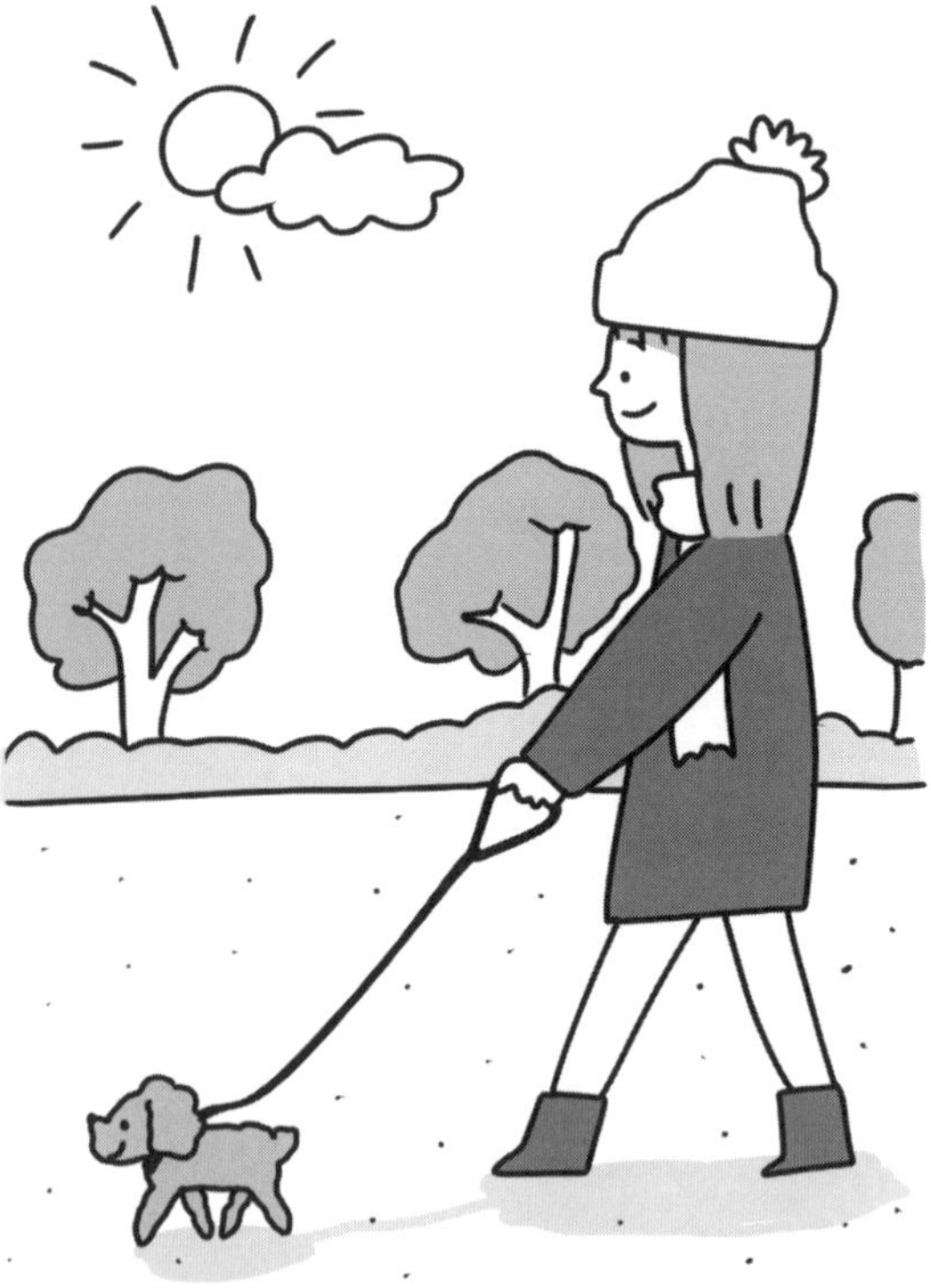

POINT

1. 室内での運動だけでなく、屋外で日光を浴びることも重要
2. 日中に活動すると、夜もよく眠れる
3. ウォーキングの他、サイクリングやキャンプもおすすめ

ODの子どもたちの特徴として、運動不足が挙げられます。外に出ない、歩かない、動かない、スポーツは苦手。ほとんどの子はやせて虚弱体質なので、これまであまり活動的な生活はしてきていないように思えます。

意識的に体を動かそうとしなければ、運動不足になってしまう。それが今の日本です。だから、子どもに限らず日本人の多くは運動不足でしょう。

しかし、メリハリのある生活を習慣づけるためにも、ぜひ屋外で活動をしたいもの。日中に外に出て体を動かせば、体も疲れて夜に眠りにつきやすくなります。夜型生活の改善にも、日中の野外活動は効果的なのです。

ハイキング、軽い山登り、フィールドアスレチック、サイクリング、自然の中で早寝早起きするキャンプなどがおすすめ。日内リズム（P154参照）が生まれます。

ただ、こうした野外活動を日常的に行うのは難しいかもしれないので、暇を見つけて歩くだけでもOKです。気軽にウォーキングから始めて、徐々にイベント的な野外活動にも挑戦してみてください。

日内リズムを整える

第2章で、メリハリのある生活について説明する中で、「私たちは**朝明るくなったら起き、昼間は活動して、夜は暗くなったら寝るという一日のリズム**の中で生きるようになっている」ということを伝えました。

これが「日内リズム」です。

人間には「体内時計」が備わっています。この体内時計に導かれて、特に意識をしなくても心身ともに朝と昼は活動状態になり、夜は休息状態になるのです。

つまり、体内時計が体の中のさまざまなリズムを刻んでいるということになります。

朝起きて日光を浴びると、体内時計のスイッチが入ります。さらに日光は幸せホルモンであるセロトニンを分泌させるので、外に出て日光を浴びることでセロトニンが増え、ポジティブな気分で一日を過ごすことができます。

そしてセロトニンは、リラックスに必要なホルモンであるメラトニンの原料なので、セロトニンがしっかり分泌されていればメラトニンも増え、夜はゆっくりと休めて質の良い眠りを手に入れられるようになります。

このように**日内リズムは、日中は日光を浴びて活動し、夜はしっかり休むことで正しく刻まれる**のです。しかしこれが崩れると、規則正しく体内で変化・調節されていたことも崩れてしまうということになります。

崩れるものの代表が、自律神経。自律神経は体中に張り巡らされて内臓とつながっているので、うまく働かないとなると体のあちらこちらに不具合が出てしまいます。でも逆に、日内リズムを整えれば自律神経も整うということです。

ODを克服するためには、日内リズムを無視するわけにはいきません。整えて、自律神経を正常に働かせるようにしましょう。

21
筋トレをレベルアップする

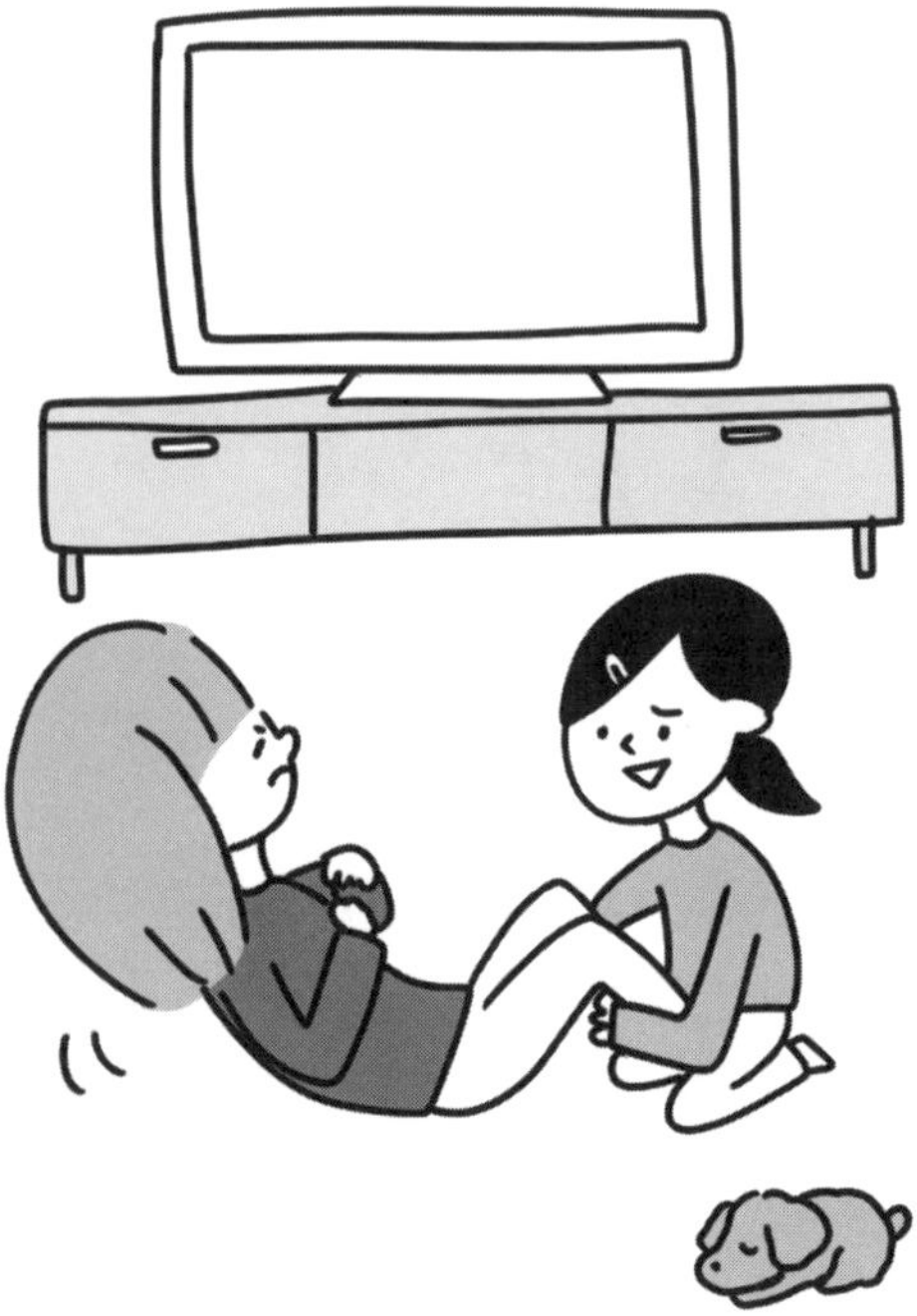

POINT

1. 成長期には、白筋（アウターマッスル）を鍛えるのが効率的
2. 胴体や下半身など、大きな筋肉を鍛える
3. サーキット式に順番に筋トレし、徐々に負荷を上げていく

P114〜115のトレーニングを毎日続けて、体を鍛えることに慣れたら、筋トレの初級編は合格！　次は、もう少しがんばってレベルアップしたメニューをこなしてみましょう。本格的な筋トレのスタートです。

本格的な筋トレでは、白筋を鍛えましょう。

筋繊維の色の違いから、筋肉には白っぽい「白筋」と赤っぽい「赤筋」の2種類があります。簡単に違いを説明すると、白筋は体の表層部にあるアウターマッスルで、赤筋は体の深部にあるインナーマッスルのことです。

成長期にはアウターマッスルの白筋を鍛えた方が、インナーマッスルの赤筋よりも筋肉が増えやすいので、白筋を鍛えるメニューをこなしていきます。

一般的に筋トレは、いろいろな筋肉をサーキット式に順番に鍛え、徐々に負荷の強度を上げながらくり返し訓練していきます。筋肉に負荷をくり返しかける訓練を、「レジスタンス運動」といいます。焦らずに筋肉の発達を促しましょう。

レジスタンス運動のメニューは、1週間で一巡するようになっています。

自分にもできる！という自信をつけよう

JUMP期 自筋レジスタンス運動

1 踏み台昇降

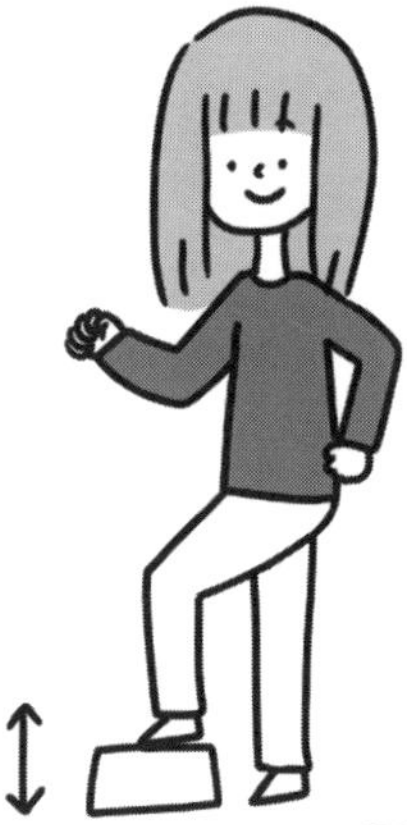

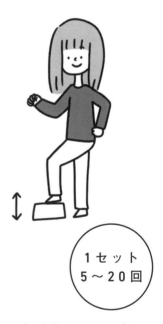

1セット
5〜20回

その場で段差の上り下りをくり返します。上半身と下半身をつなぐ股関節の腸腰筋、太ももの前側に位置する大腿四頭筋、お尻の筋肉である大臀筋を鍛えます。

2 つま先立ち・かかと立ち

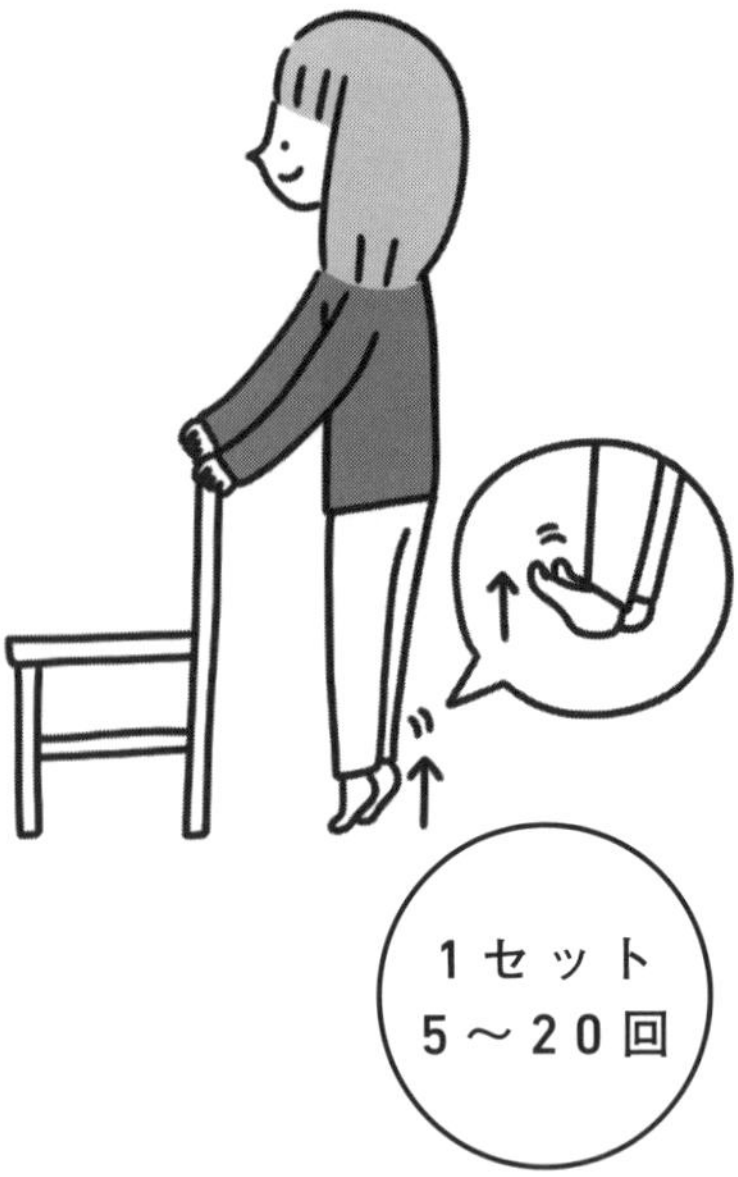

1セット
5〜20回

椅子の背につかまりながら、つま先で立ち、かかと立ちをくり返します。ふくらはぎを形成する下腿三頭筋と、すねを形成する前脛骨筋を鍛えます。

9種の筋トレを組み合わせながら、地道にくり返して胴体（体幹）と下半身を鍛えましょう。1セット20回を毎日2〜3セットが理想ですが、難しければ1セット5〜10回からのスタートでOK。1週間（6日＋休み1日）で一巡します。

3

バックキック

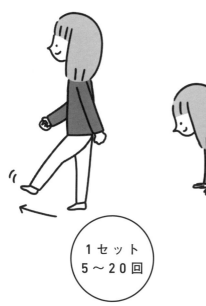

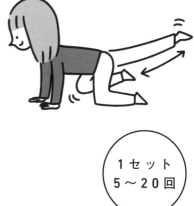

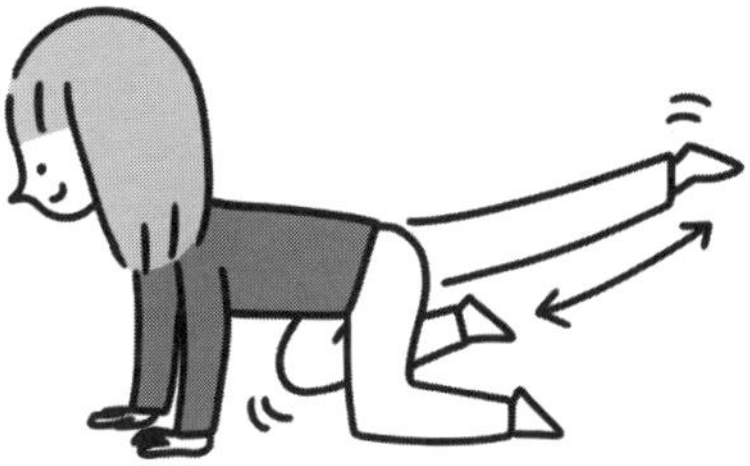

1セット
5〜20回

四つんばいの状態になって、片方の足を大きく後ろに伸ばします。お尻が刺激され、大臀筋のトレーニングになります。左右の足で同様に。

4

前キック

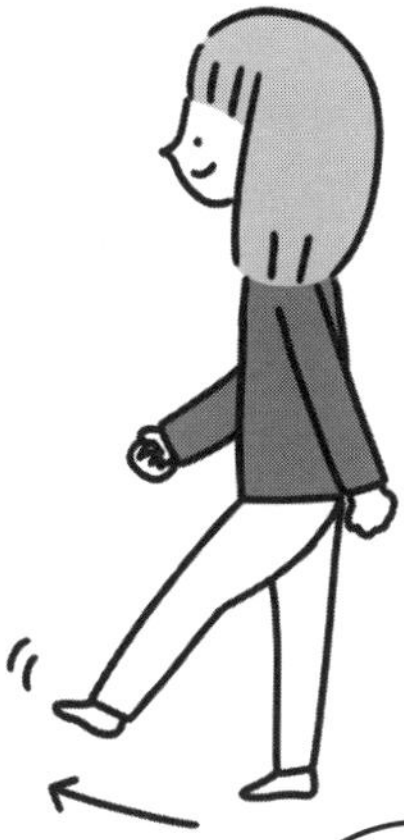

1セット
5〜20回

足を前後に開いて立ち、前側の足に重心を移しながら、後ろの足を前方に振り上げましょう。大腿四頭筋が鍛えられ、バランスを取るための負荷もかかります。左右の足で同様に。

5
足上げ

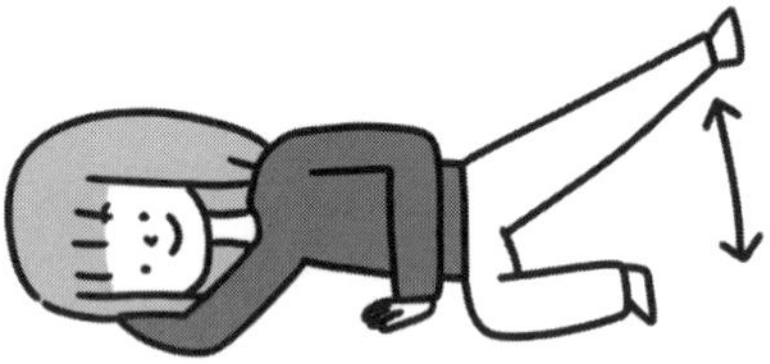

1セット
5～20回

横向きに寝転がり、下の足を曲げて、上の足を真上へ振り上げます。骨盤と大腿骨をつなぐ、お尻の外側にある中臀筋を鍛えるのに効果的です。左右の足で同様に。

6
スクワット

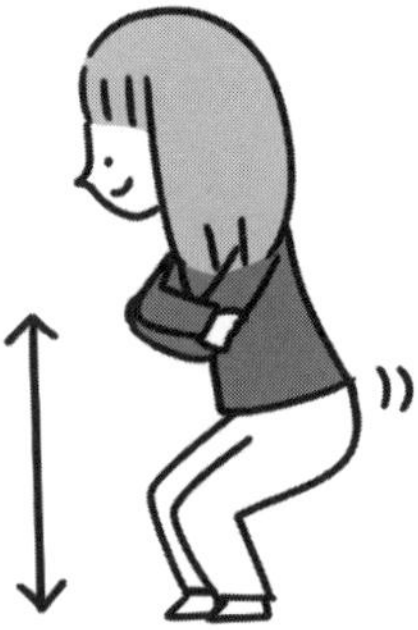

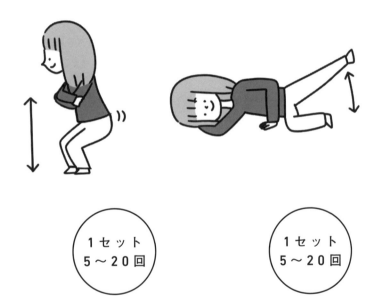

1セット
5～20回

両手で左右反対側の肘を持ち、股関節を折り曲げて腰を落とします。大臀筋（お尻）、大腿四頭筋（前もも）、下腿三頭筋（ふくらはぎ）をはじめ下半身全体を鍛えることができます。

7

背中反らし

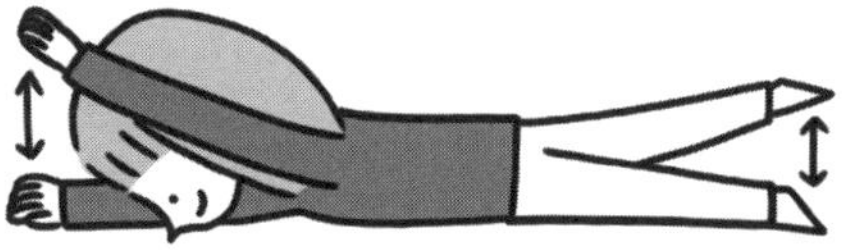

1セット
5～20回

うつぶせになって手足を伸ばし、左手と右足を上げ、次に右手と左足を上げます。上半身でもっとも大きな広背筋（背中）と僧帽筋（首、肩、背中上部をつなぐ）をトレーニングできます。

8

腕立てふせ

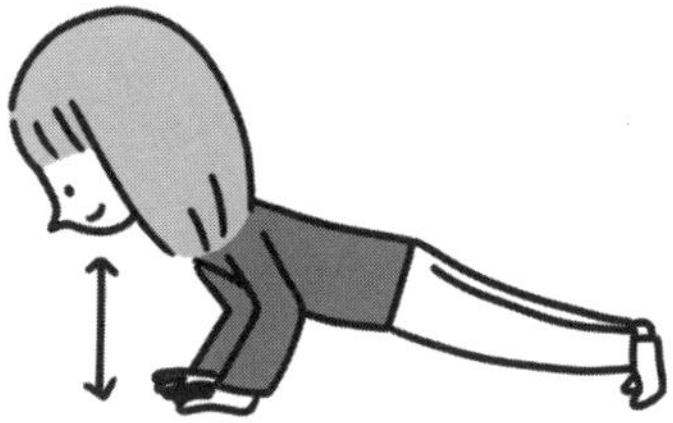

1セット
5～20回

うつぶせで両手を胸の真下に伸ばして、頭からかかとまで一直線になるよう意識しましょう。腕を鍛えるトレーニングだと思われがちですが、実は胸の大胸筋をはじめ体幹を鍛えるのにも効果的です。

9

腹筋

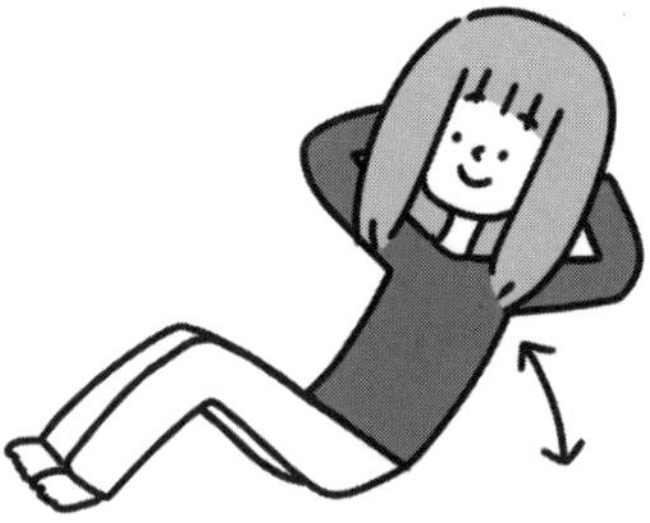

1セット
5〜20回

あおむけの体勢から、腰痛予防のため、膝を曲げて反動をつけずに上体を起こしましょう。はじめは上まで起き上がれなくてもOK。お腹の前面の腹直筋を鍛えます。

1日2種類×2〜3セットが目標！

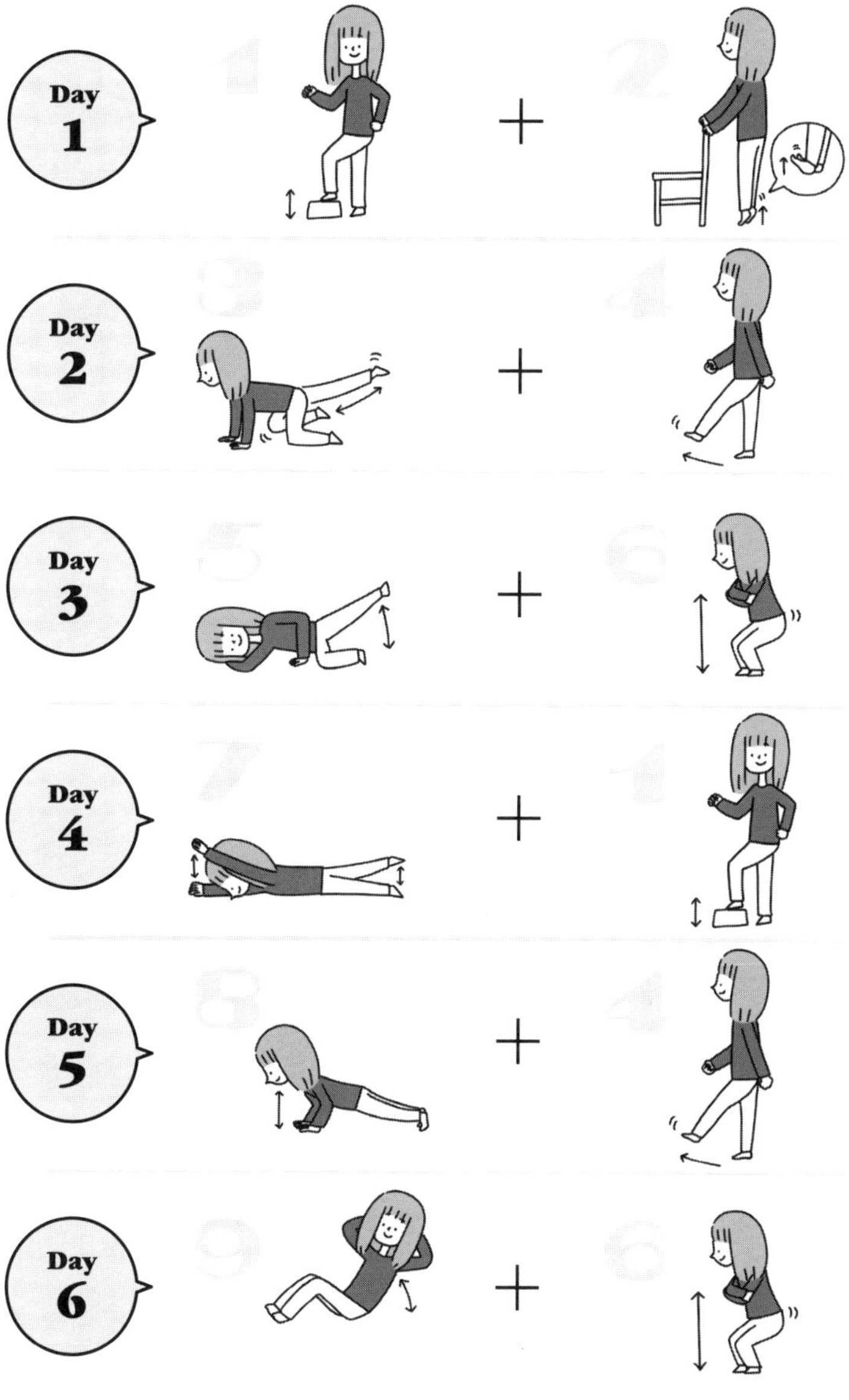

22

副菜に海藻や根菜を取り入れる

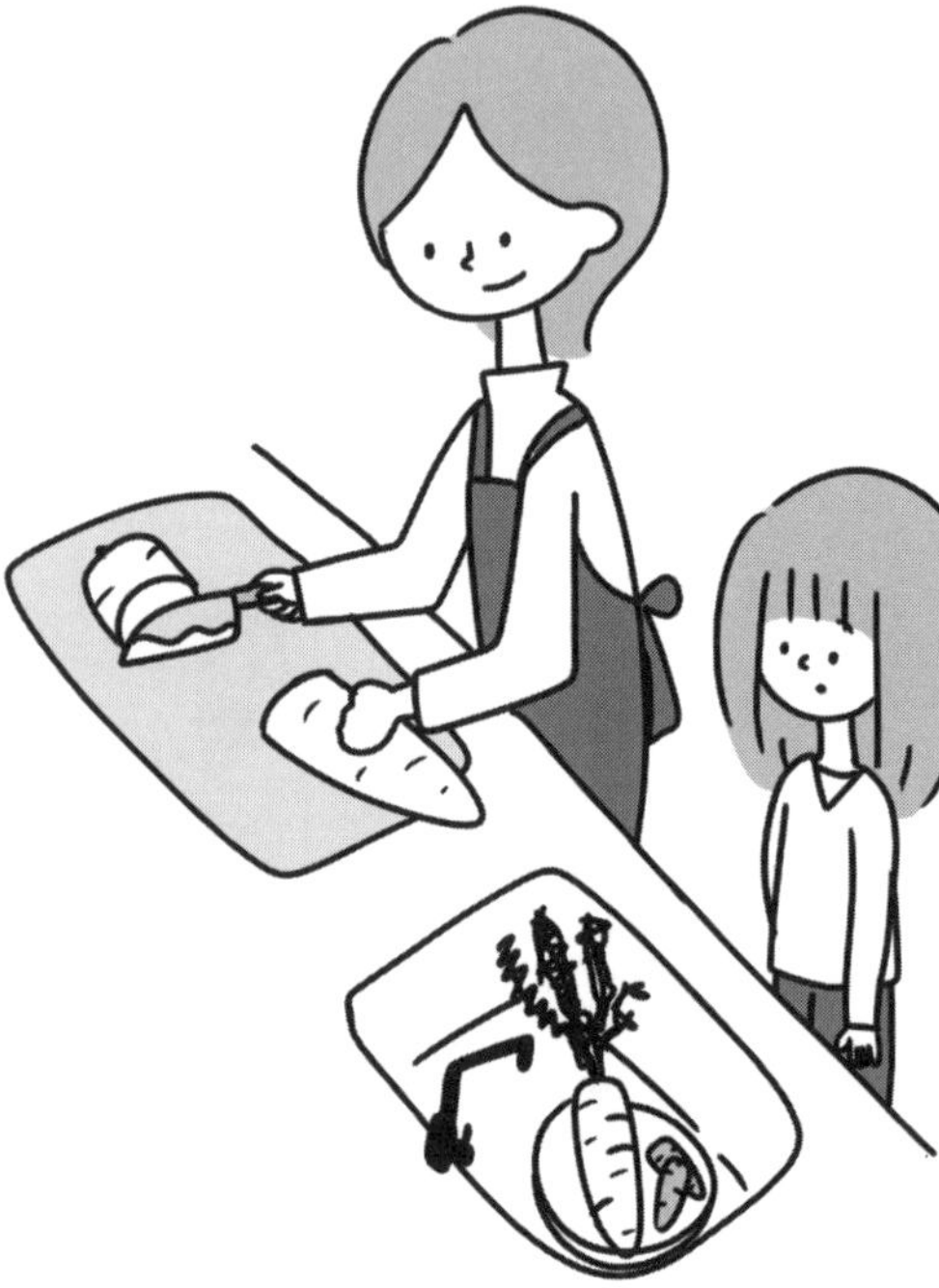

POINT

1. 食物繊維で、インスリンの分泌を促す
2. インスリンは、腸内環境を整える掃除役
3. インスリンが低下すると、自律神経失調症につながりやすい

自律神経にとっては、インスリンに元気で働いてもらうことが重要です。体を休める状態の副交感神経が働いているときに、インスリンは多く分泌されますが、逆に交感神経が強ければ、分泌量は低下します。

つまり、体が休まらず興奮状態にあって自律神経が乱れているときには、インスリンはうまく働かないということです。交感神経が暴れ続けると内臓疲労が起こり、元気を失っていくばかりか、体内にゴミがたまっていきます。

では、どうすればインスリンに気持ちよく働いてもらえるのでしょうか。インスリンは食べ物が腸内を通ると膵臓から分泌されます。だから、腸内環境を良くすることで、元気に働いてくれます。ひじきなどの海藻類やゴボウなどの根菜類で食物繊維をとって、腸をきれいにしましょう。

インスリンがサボると体内でストレスが生じ、交感神経が高まって、さらに自律神経失調症が悪化していくことになります。インスリンが体のために活躍してくれるよう、腸内環境を良くする意識を持つといいですね。

23

乳製品・大豆製品も忘れずに

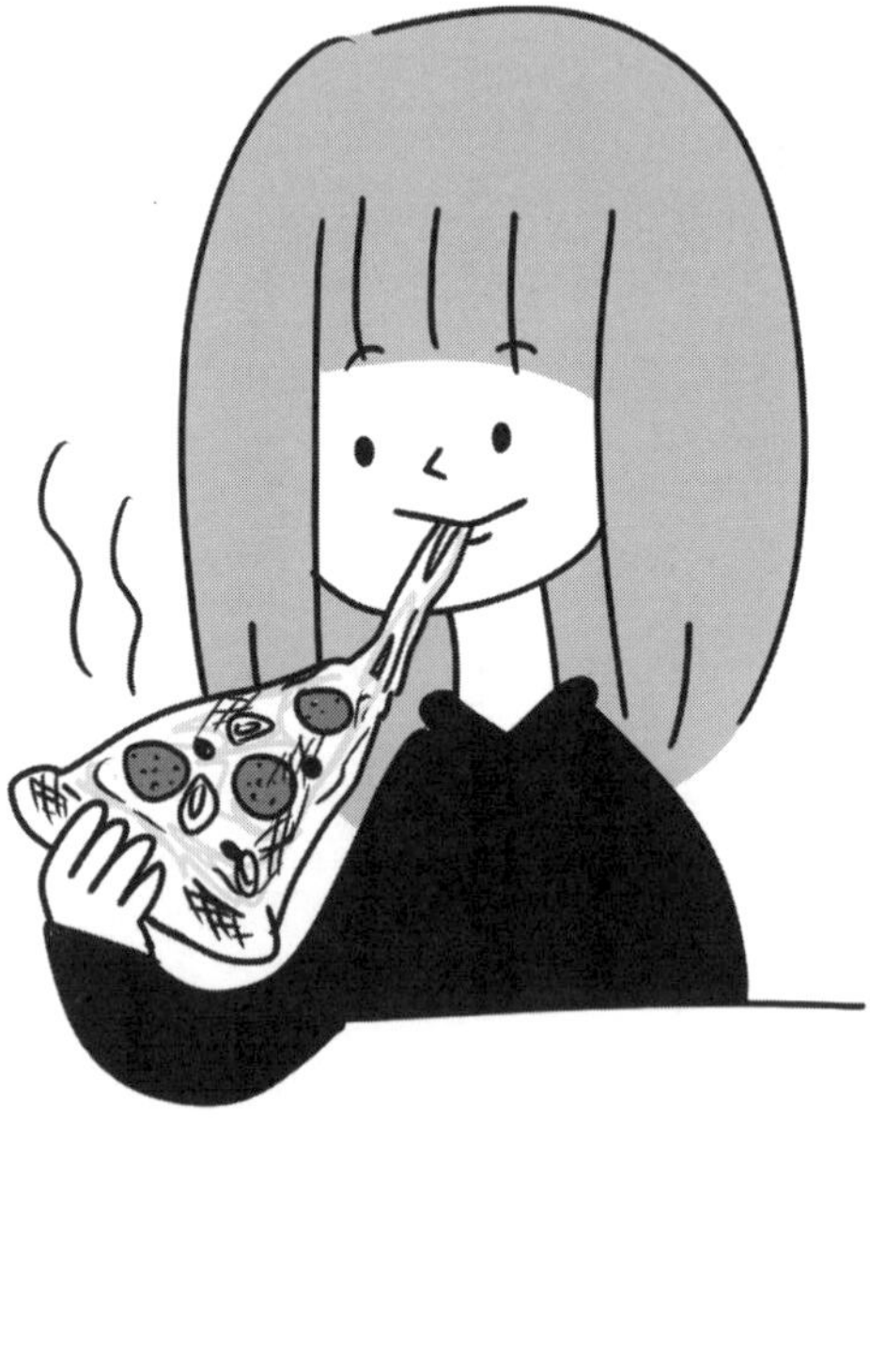

POINT

1. セロトニンのもとになるトリプトファンを摂取する

2. セロトニンは、情緒安定に不可欠

3. トリプトファンは、乳製品・大豆製品などのタンパク質に多く含まれるセロトニンという脳内ホルモンがありますが、俗に「幸せホルモン」とも呼ばれているのをご存じでしょうか？　ストレスを軽減させ、情緒の安定に必要不可欠なホルモンです。

なぜストレスを軽減させるのかといえば、ストレスで分泌されるノルアドレナリンというホルモンを抑えるからです。逆にいえば、セロトニンが少なければノルアドレナリンが過剰分泌されて、自律神経失調症になりやすいのではないでしょうか。

セロトニンのもとはトリプトファンというアミノ酸で、タンパク質全般に含まれています。肉や魚などを食べていれば補充できますが、その他に乳製品や大豆製品にも豊富に含まれます。チーズたっぷりのピザを、きな粉を溶かしたきな粉豆乳を飲みながら食べたらバッチリですね。

トリプトファンを多く含む食品をとって、セロトニンがたくさん分泌されるようにしたいものです。

24

ティータイムのお供は抗酸化食品

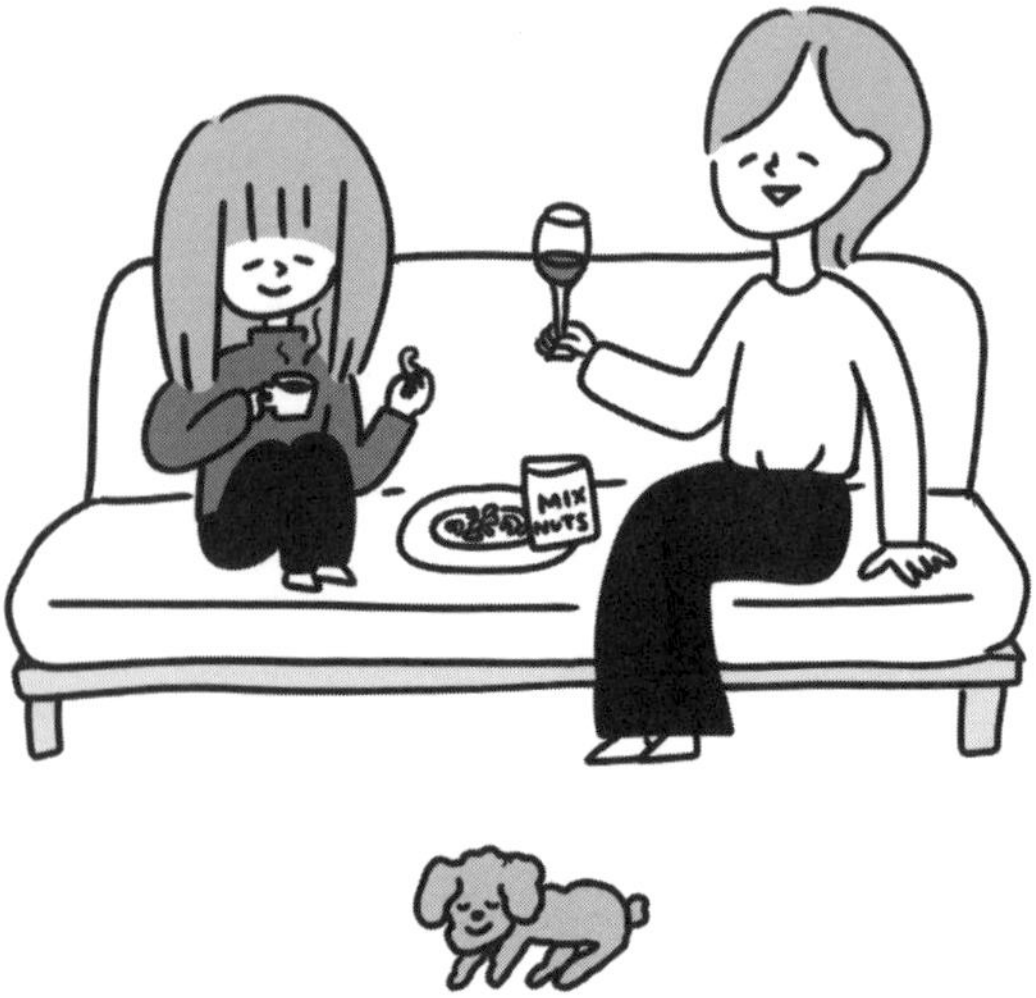

POINT

1. 体のサビのもとである活性酸素を抑える抗酸化物質を摂取する

2. 自律神経の乱れで、活性酸素が増加する

3. 抗酸化物質の代表は、ビタミンEやポリフェノール

人間にとって酸素は必要不可欠ですが、呼吸によって取り込まれた酸素の一部が通常よりも活性化した状態の「活性酸素」になると厄介です。体内に入ってきた酸素の数パーセントが活性酸素になるといわれており、正常な細胞や遺伝子を酸化させてダメージを与えます。

この活性酸素をたくさん発生させてしまうのが、自律神経の乱れなのです。交感神経が強くなると、活性酸素が増加します。

そこで、自律神経に問題があるODの場合は、活性酸素を抑える働きをしてくれる「抗酸化物質」を多く摂取する必要があります。抗酸化物質といえばポリフェノールやカロテノイドなどさまざまありますが、代表格はビタミンEです。

ビタミンEを豊富に含んだアーモンドなどのナッツ類や、魚卵などがおすすめ。ティータイムに、ポリフェノールが豊富なコーヒーと一緒にアーモンドを食べてみるのはいかがでしょう。ビタミンEの働きを助けるビタミンCをとるために、ドライフルーツを添えて食べれば一層効果的です。

25

1食1品の発酵食品

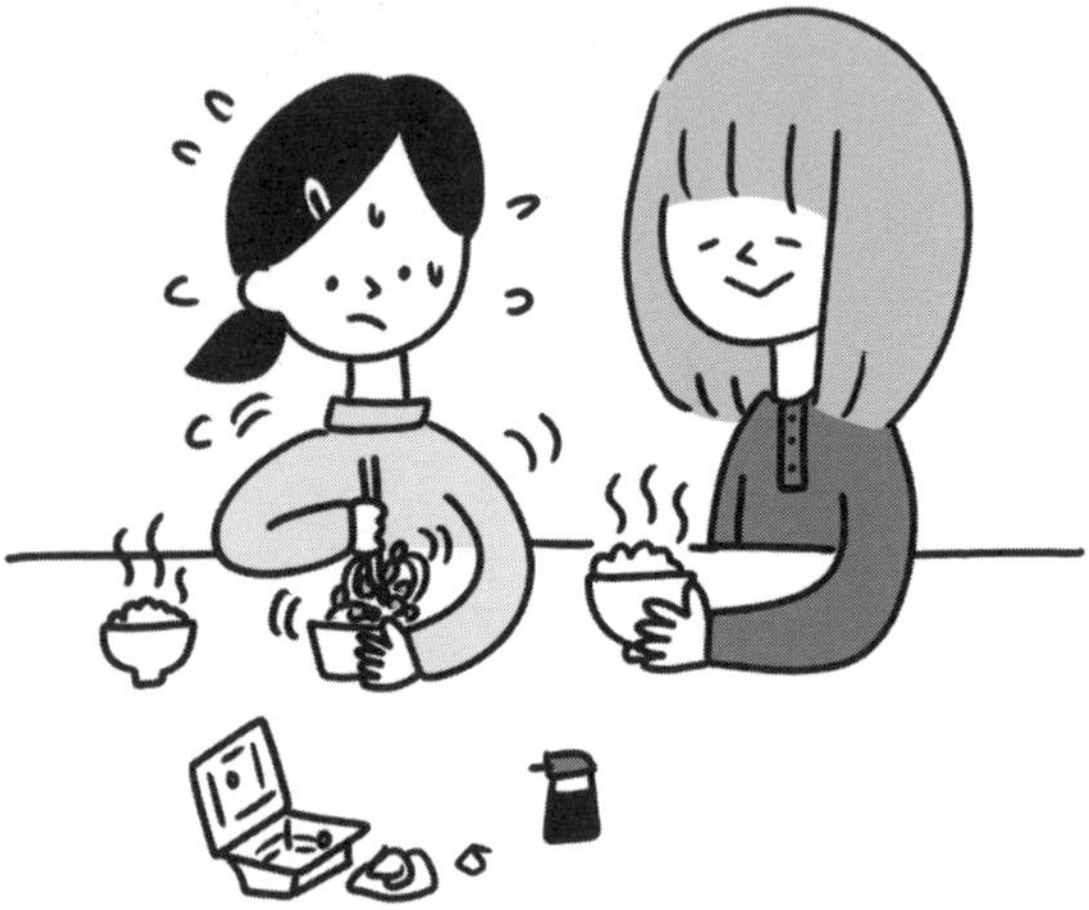

POINT

1. 発酵食品で、副交感神経が元気になる
2. 副交感神経が活発になる夜に食べるとさらに効果的
3. 消化時に胃腸を活性化する納豆が特におすすめ

副交感神経は、内臓疲労を和らげて有害物質を体の外へ排出する重要な役割を担っています。また、副交感神経の働きが長く低下すると、免疫力もダメージを受けます。

そこで、副交感神経の働きを後押しするために「発酵食品」を積極的に食べるようにしましょう。1食に1品は発酵食品を入れるといいですね。

納豆、味噌、ヨーグルトなどの発酵食品は、言い換えれば腐らせた食べ物です。腐ったものが体に入れば、副交感神経はそれを外に吐き出そうとしてがんばり、結果的に活性化することになります。

そして発酵食品の中でも、納豆のように消化に時間がかかる食品はそれだけ胃腸を動かすことになって、胃腸を動かす副交感神経が元気になります。納豆は朝に食べるよりも副交感神経の活動が活発な夜に食べると、より効果的です。

副交感神経の活動が低下して免疫力が落ちているようなときにも、免疫の7割を受け持っている腸の環境を良くするために、発酵食品は有効です。

26

辛い！　渋い！　酸っぱい！

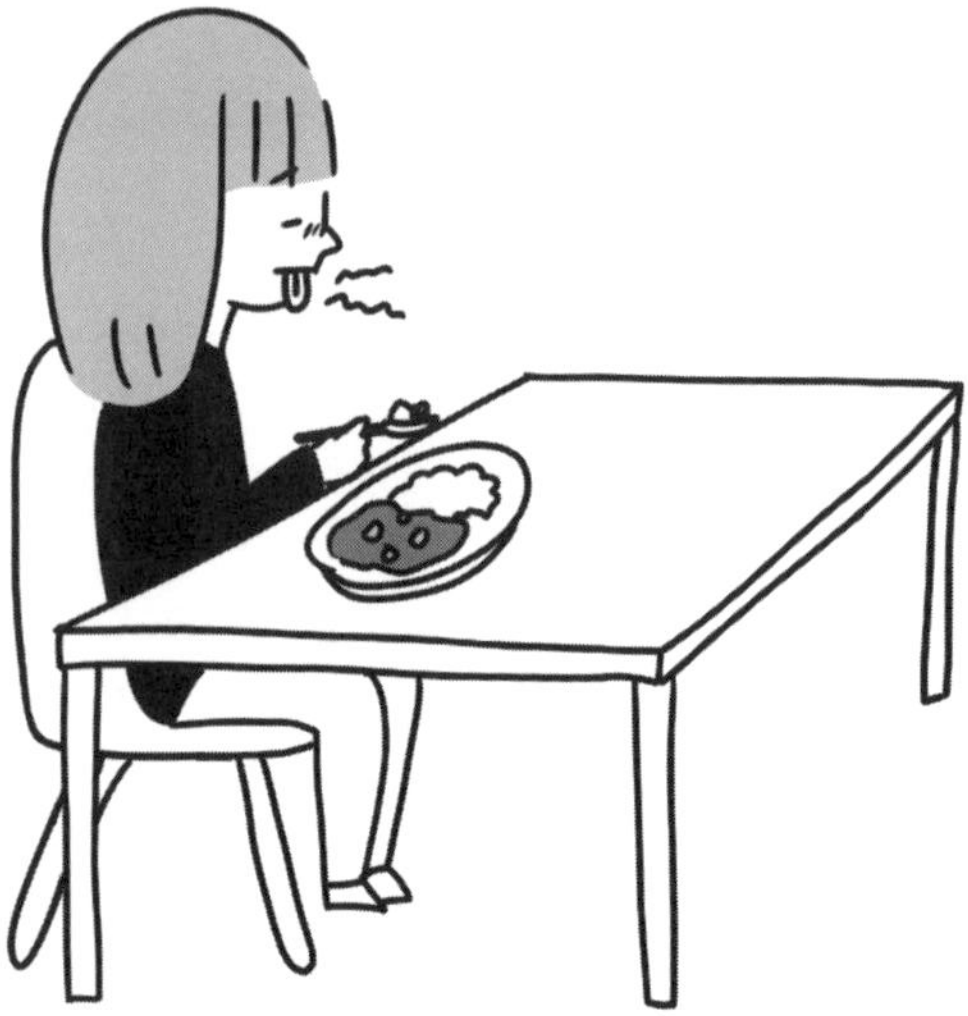

POINT

1. 刺激の強い食べ物で、副交感神経を活性化
2. 辛み成分は、エネルギーの代謝を高める
3. 酸味のもとであるクエン酸は、疲労回復効果や抗酸化作用がある

副交感神経は、「イヤ!」「嫌い!」を吐き出すために働く自律神経です。だから、体の中から吐き出したいものがあるときに、張り切って働いてくれます。

そこで、刺激の強い食べ物も必要になってくるわけです。体は刺激に驚き、それを排出しようとして副交感神経を活性化させます。もちろん食べ過ぎはよくありませんが、適度にとることをおすすめします。

刺激の強い食べ物でも、体にとってメリットのある食材もあります。たとえば辛い唐辛子やしょうがは代謝を高めるし、ワサビはビタミンB_1が豊富です。

渋茶、渋柿、ワインなどの渋味のもとであるポリフェノールは、強力な抗酸化物質でもあります。

レモンなどの酸っぱい食べ物のもとであるクエン酸は、疲労回復や抗酸化作用に優れています。

27

温かいものを温かいうちに

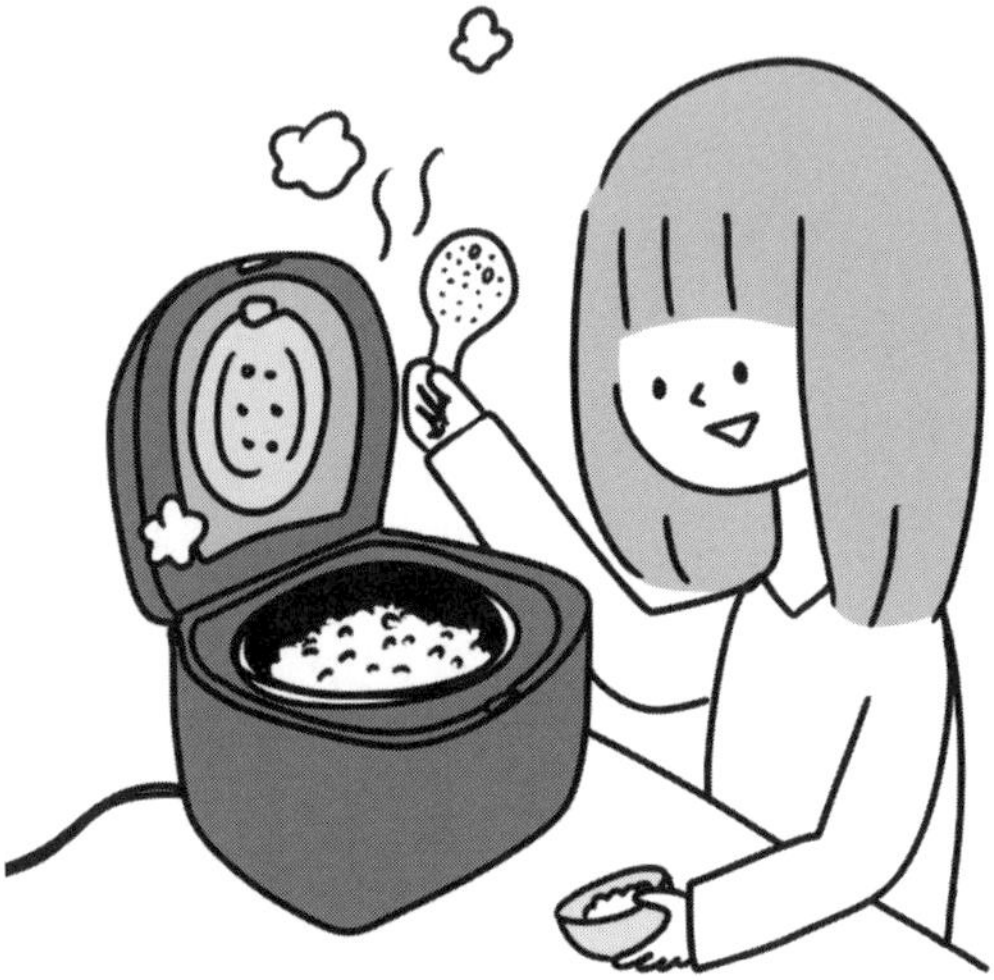

POINT

1. 温かい食べ物が、深部体温を上げて副交感神経の働きを促す

2. 上がった深部体温が下がることで、スムーズに眠りに入れる

3. 自律神経の働きが、深部体温を安定させる

みなさん、体温を測ったことはありますよね？　体温計で測る体温は、体の表面の温度です。表面なので、外気温などの影響を受けやすくなっています。

これとは別に、体の芯の体温のことを「深部体温」といいます。内臓の働きを守るため、外の環境の影響を受けにくくなっています。日中の活動的な時間帯には深部体温は高めに保たれていますが、眠りにつく頃にはだんだんと下がっていき、体が休息状態になるのです。

このような深部体温のリズムを安定させるように調節しているのが、自律神経なのです。

温かい食べ物は深部体温を上げ、深部体温が上がったら、副交感神経が働いて熱を体の表面に逃がすために末梢血管が拡張します。

つまり、炊き立てのご飯や汁物、シチューなどは、副交感神経の働きを促すことになるのです。副交感神経が優位になると、体はリラックスモードになります。

自律神経を食事でサポート

JUMP期 におすすめの食べ物

食物繊維 わかめ

他にも…ひじき、めかぶ　など

海藻は、血糖値の急激な上昇を抑え、血中コレステロールを低下させる水溶性の食物繊維が豊富です。インスリンが元気に働いてくれるようになるので、自律神経を整える効果が。

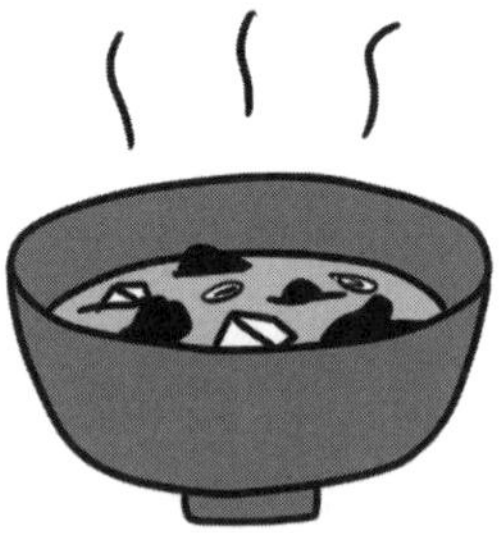

食物繊維 ゴボウ

他にも…切り干し大根、レンコン　など

ゴボウの食物繊維含有量は、野菜の中でトップクラス。不溶性の食物繊維は、便秘を予防・改善し、腸内環境を整えます。皮の部分には、抗酸化作用のあるタンニンやポリフェノールも。

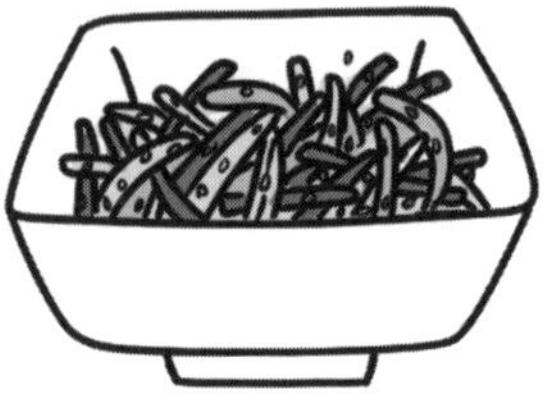

①ストレスから自律神経を守る食材　②傷ついた自律神経を修復する食材
③交感神経を抑える食材　④副交感神経を整える食材　この４つを意識して、
食べ物からも自律神経を鍛えましょう。

トリプトファン

鶏肉

他にも…チーズ、油揚げ　など

タンパク質全般に含まれるアミノ酸・トリプトファンをとると、幸せホルモンのセロトニンのもととなって情緒安定につながります。肉類では、特に鶏肉に豊富に含まれます。

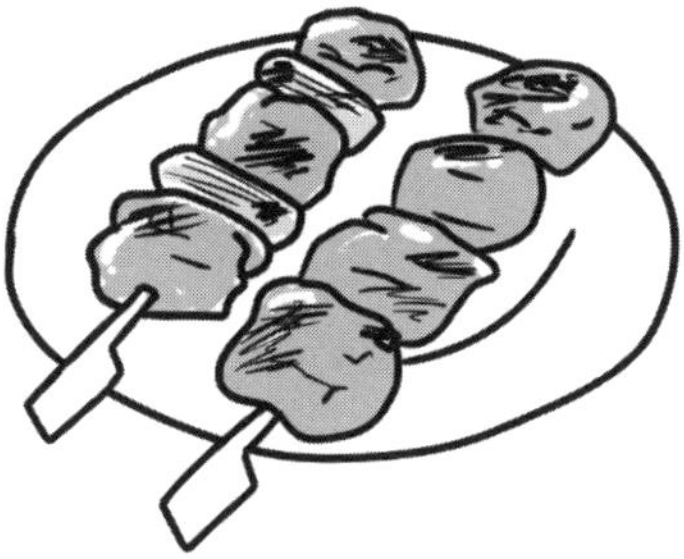

ポリフェノールなど

プルーン

他にも…アーモンド、コーヒー　など

プルーンは、「ミラクルフルーツ」といわれるほど、栄養価の高い果物。抗酸化物質のポリフェノールやビタミンEもたっぷりで、ドライフルーツならより効率的に栄養素が摂取できます。

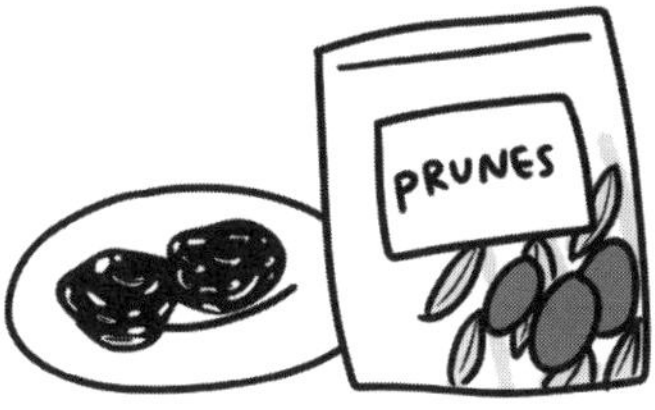

ビタミンE
など

イクラ

他にも…パプリカ、タラコ、ツナ缶　など

イクラに含まれるアスタキサンチンは、ビタミンEの1000倍の抗酸化作用があるといわれています。アスタキサンチンを含むカロテノイドという栄養素は赤色の色素のため、赤い食材は抗酸化作用の高いものが多いです。

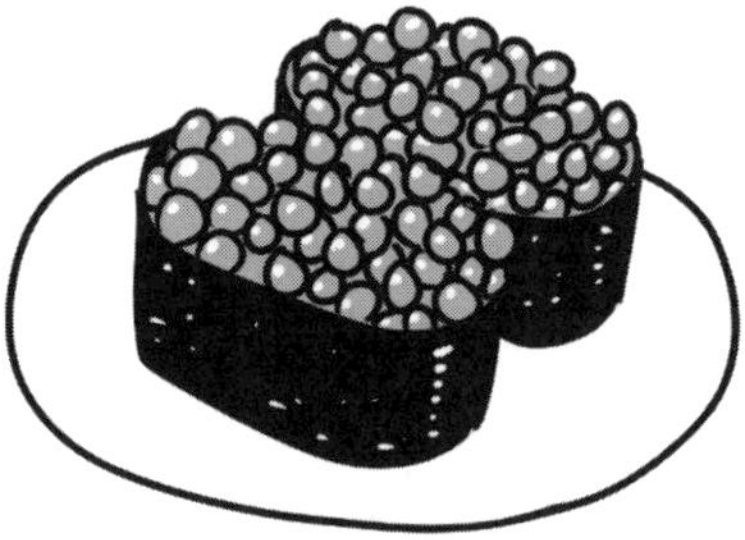

乳酸菌
など

ヨーグルト

他にも…乳酸菌飲料、納豆　など

ヨーグルトは、発酵食品の代表格。納豆と同じく、タンパク質もとれる優秀で手軽な食材です。発酵食品には、自律神経や腸内環境を整えて、免疫力をアップする働きなどがあります。

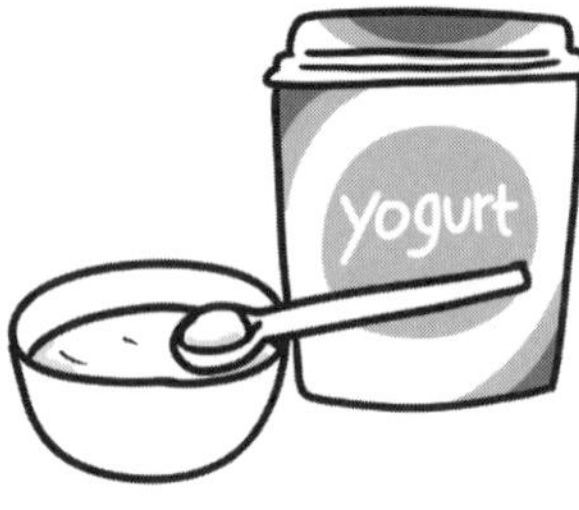

カプサイシンなど

唐辛子

他にも…干し柿、梅干し　など

トムヤンクンは、唐辛子に含まれるカプサイシンが副交感神経を刺激し、リラックス効果のあるレモングラスなど抗酸化作用の強いハーブも多数使われています。また、パクチーにも強いデトックス効果があります。

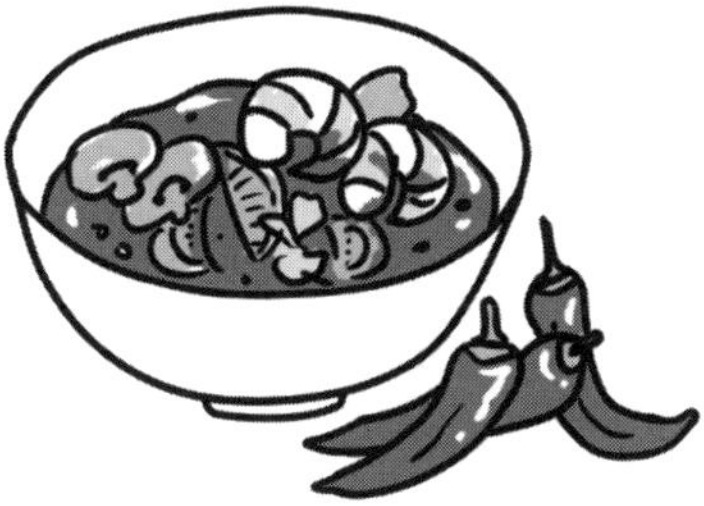

ショウガオールなど

しょうが

他にも…にんにく、ターメリック（カレー粉）　など

しょうがに含まれるジンゲロールは、加熱または乾燥することでショウガオールという深部体温を上げる栄養素に変化します。ただし、高温過ぎると壊れてしまうので、炊き込みご飯やジンジャーティーがおすすめ。

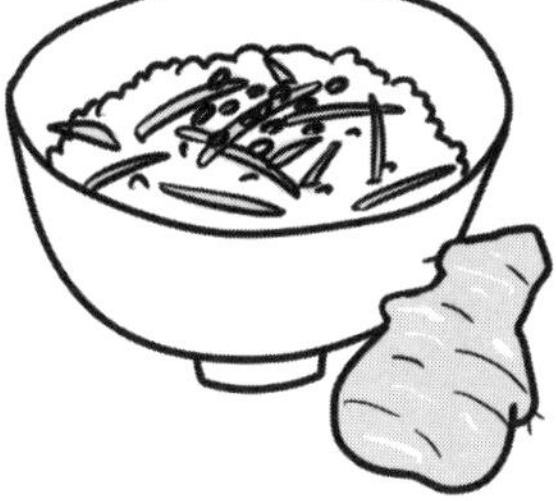

「やっぱり食べられない！」をどうする？

筋肉の成長のために食べることが大事だといっても、もともと食が細いとか具合が悪くて食べられないとか、アレルギーがある、好き嫌いが多いなど、いろいろな理由で思うように食べられないケースもあります。そんなときには、無理に食べなくてもいいのです。

食事そのものの量を食べるのがきついなら、朝昼晩の3食にこだわらず、回数を分けてでも、それなりに食べればいい。

いろいろな食材をおすすめしてきましたが、それが食べられないなら、食べられるものを食べましょう。その場合は何を食べてもいいですが、自然食品を中心としたおかずをなるべく多めにしましょう。

たとえ偏食でも、食べられるものは何かあるでしょう？「〇〇を食べなきゃ！」と神経質にならなくても、食べられるものを探して食べればいいのです。そして、食べる時間が夜遅くならないように気をつけましょう。

つまり、「〇〇を食べなきゃ！」というよりも、**インスタント食品を避けて自分の好きなものをなるべく多めに食べる**、という程度に緩くがんばればいいのです。

加工食品をあまり使わないとか、食事の時間の管理とか、食事の支度をする家族の負担は増えてしまいます。しかし、ここはぜひ協力してください。

成長期の子どもの食事は、たとえOＤでなくてもなるべく気を配り、自然のものを中心に栄養面も考慮しながら用意したいもの。健やかに育てるために必要なサポートであることを理解していただけたらと思います。

どうしても不足するものがあるのならば、サプリをうまく使ってもいいですね。がんばるといってもあまり気まじめになり過ぎず、お子さんを追い詰めないようにして、楽しく食事ができるようにしてみませんか？

ODは、大人になったら治る？

A

軽症を含めると、中学生、高校生の約10％はODだと推測されます。もし40人のクラスなら、4人もいるということです。かなり多いと感じませんか？

軽症なら日常生活にそれほど支障はないですが、約1％は不登校になるほどの重症例だといわれています。

重症化するとつらいし、本当に元の生活に戻れるのかどうか、不安でたまらなくなりますよね。精神的にもダメージを受けることが多く、家族も受け止めるのが難しい病気だと思います。

しかし何度もお伝えしていますが、ODは基本的には大人になったら治ります！　まず、これを知ることが大事です。むやみに心配しなくても、きちんと対処していれば、また元の生活に戻れます。

とはいえ、実際に重症だったら回復に時間がかかり、大人になるまで症状が持ち越されるケースもあります。成人期以後にも約40％の患者さんは症状が続くと報告された過去の調査もありました。

COLUMN

また、回復していたはずが、大人になってから生活環境の変化によるストレスなどから再び症状が出ることもあるのです。まれに、大人になってからODになることもあります。

だから、大人になれば自然に治るのが基本だとしても、決して楽観していい病気ではないわけです。ODについてしっかり理解し、本人だけでなく家族など周囲も含めて、適切に対応していくことが必要です。

本書でもくり返しお伝えしてきましたが、はじめはODの症状のせいだった生活の乱れが、そのままクセになってしまうことが一番怖いのです。

ODの治療の意味は「生活の乱れをクセにしないための努力」であり、自然に治る力を妨げないということであるのかもしれません。

まず、治るということ。次に、治るためには努力が必要であること。この2つを忘れず、がんばりましょう。

第6話　また学校に行ける！

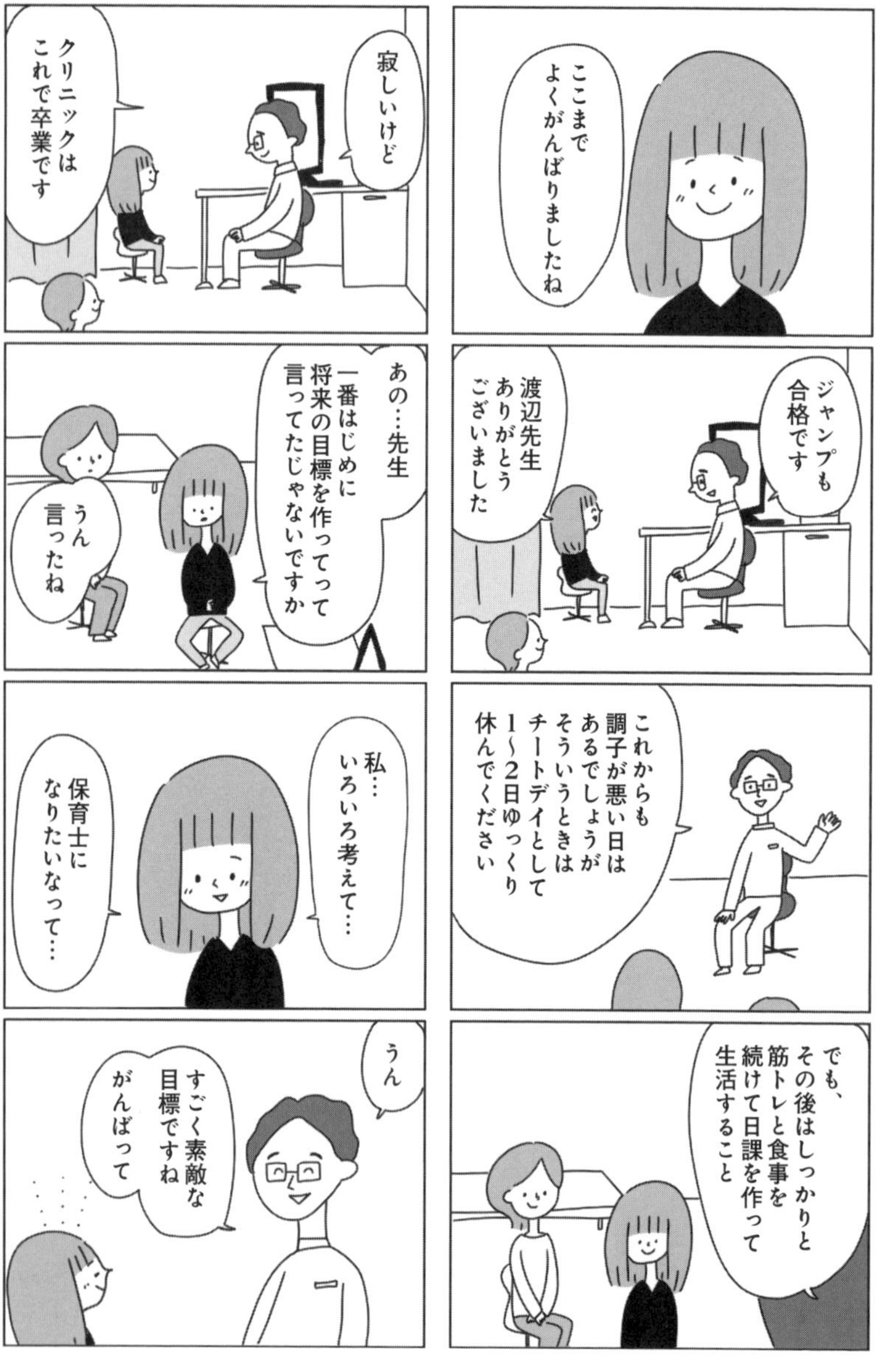

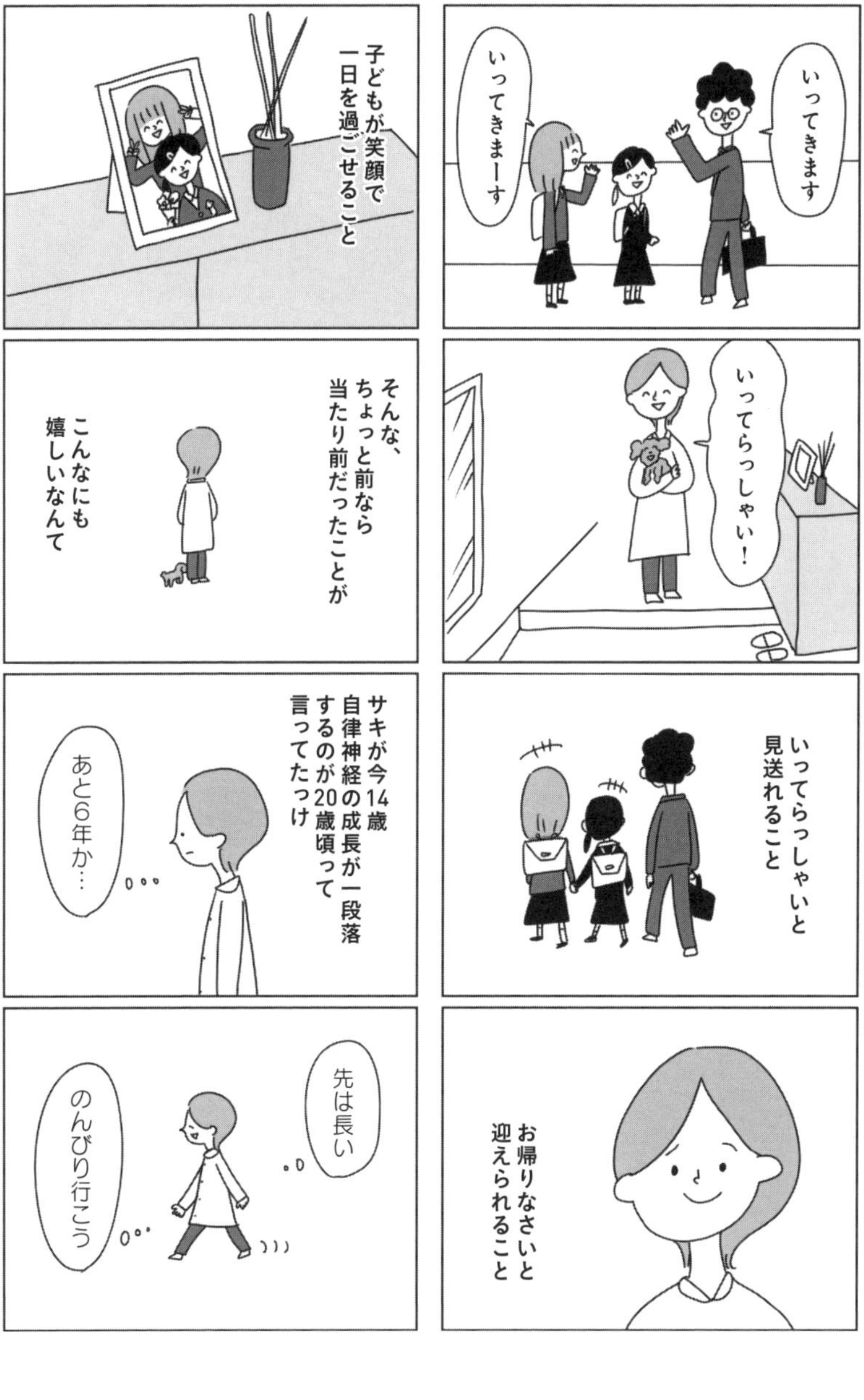
いってきます
いってきまーす
子どもが笑顔で一日を過ごせること
いってらっしゃい!
そんな、ちょっと前なら当たり前だったことが
こんなにも嬉しいなんて
いってらっしゃいと見送れること
サキが今14歳 自律神経の成長が一段落するのが20歳頃って言ってたっけ
あと6年か…
お帰りなさいと迎えられること
先は長い
のんびり行こう

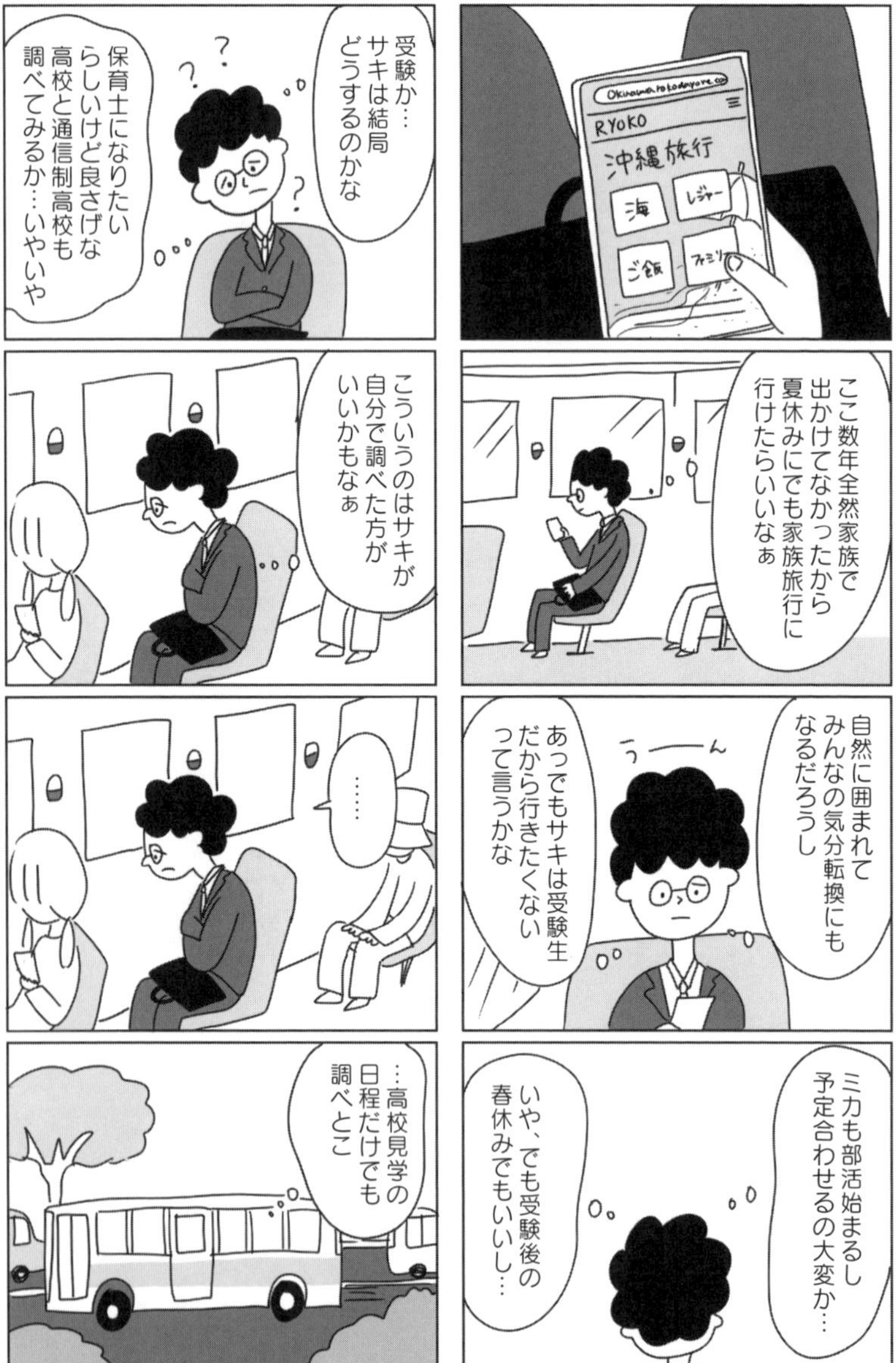
RYOKO
沖縄旅行
海
レジャー
ご飯
ファミリー
受験か…サキは結局どうするのかな
保育士になりたいらしいけど良さげな高校と通信制高校も調べてみるか…いやいや
ここ数年全然家族で出かけてなかったから夏休みにでも家族旅行に行けたらいいなぁ
こういうのはサキが自分で調べた方がいいかもなぁ
自然に囲まれてみんなの気分転換にもなるだろうし
うーーん
あっでもサキは受験生だから行きたくないって言うかな
……
ミカも部活始まるし予定合わせるの大変か…
いや、でも受験後の春休みでもいいし…
…高校見学の日程だけでも調べとこ

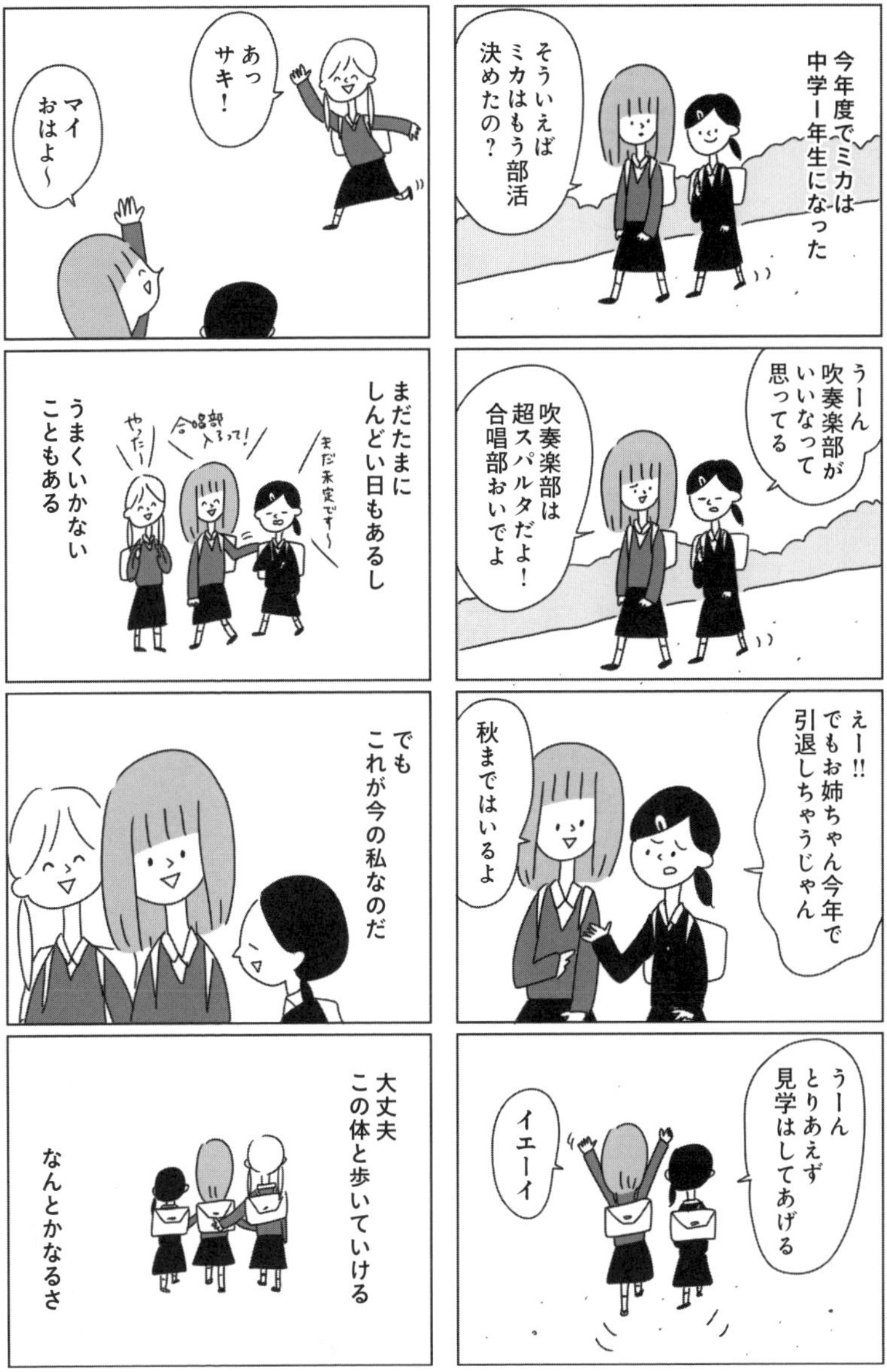
今年度でミカは中学1年生になった
そういえばミカはもう部活決めたの？
うーん吹奏楽部がいいなって思ってる
吹奏楽部は超スパルタだよ！合唱部おいでよ
えー!! でもお姉ちゃん今年で引退しちゃうじゃん
秋まではいるよ
うーんとりあえず見学はしてあげる
イエーイ
あっサキ！
マイおはよ〜
まだたまにしんどい日もあるし
まだ未定です〜
合唱部入ろって！
やったー
うまくいかないこともある
でもこれが今の私なのだ
大丈夫この体と歩いていける
なんとかなるさ

おわりに

～重い荷物を背負ったお母さんたちへ～

ODは「怠け者」と勘違いされやすい病気です。実際は、本書でお伝えしてきたような〝体内の葛藤〟があるのですが、なかなかそのことに気づいてもらえないことも多いと思います。

原因の多くは自律神経失調症であり、決して怠けているのではない。だから私は、ODの患者さんが他の子どもと同じように学校生活を送ろうとすれば、どんなに大変かということをご家族にも話します。そのうえで、こう続けます。「この子にとって、最大の理解者はお母さんですから、この子の病気をわかってあげて、やさしく、そして厳しく接してくださいね」と。

しかし「やさしく、厳しく」と言われてもどうすればいいのか困ってしまいますよね。そこで私は、ODについて理解を深めていただきたく、この本を書いたわけです。

クリニックでは私が励ましつつも厳しく指導します。それでも、お子さんが最後まで私のミッションを達成することは簡単ではありません。

まず、HOP!のミッションをクリアできるのが全体の6割強。次のSTEP!をクリアする頃には、4割程度まで減っています。そして、最後のJUMP!までクリアしてODを克服できるのは、全体の約2割です。

なかなか厳しい道のりなので、お母さんたちはやさしさの部分を担当しながらも、場合によってはお子さんに毅然とした態度で接していただきたいのです。


今は昔のような荒っぽい教育はタブーであるばかりか、核家族化で主に母親が子どもの教育を一手に引き受ける場合が多くなっています。

昔は子どもを温かく包み込む存在であればよかったのですが、今では「やさしく、厳しく」臨機応変に対応してあげなければなりません。お母さんの肩の荷は、昔より断然重いのです。

子どもと対峙する時間が長い母親の影響は大きい。それは紛れもない事実です。だからこそ、お母さんは「自分の責任で子どもを育てている！」「何かあったら自分のせいだ」「この子がどんな子に育つかで、自分の価値が決まる」といった思い込みに囚われて、自分自身をどんどん追い詰めてしまいがちです。

ODの患者さんの後ろには、こうした悩みを抱えるお母さんがいることを忘れてはいけないと思っています。

実際、母親は不登校の子どもの教育を一身に背負うことが多いうえ、「教育が下手」と烙印を押される場合もあり、その苦労は計り知れません。ODの子どもは現代社会の被害者ともいえますが、その母親も被害者なのです。

ただ幸いなことに、だんだん「父親も一緒に子育てをするのが当たり前」という価値観が広がってきています。協力的で、診療についてこられるお父さんが少しずつ出てきて、そういうケースではお子さんの回復も早いと感じています。

お母さん一人では限界があるし、気持ちも乱れるものです。だから、これから協力的なお父さんがもっともっと増えていくことに期待しています。

お母さん、あなただけが子育てに責任を感じる必要はありません。そろそろお子さんを信じてもいい頃です。

そしてODに苦しむ君も、少しずつ自立して、目の前の壁に立ち向かっていこう！　人生は、自分の足で歩いて行くしかないのだから。

2023年6月　神経内科医　渡辺正樹

著・監修　渡辺正樹（渡辺クリニック）
漫画・イラスト　むぴー
取材・構成　尾﨑久美
装丁・本文デザイン　岩永香穂（MOAI）
DTP制作　市岡哲司
校正・校閲　入倉さち子
編集担当　阿部泰樹（イマジカインフォス）

子《こ》どもが起《お》きない！

2023年8月10日　第1刷発行

著者　渡辺正樹《わたなべまさき》
発行者　廣島順二
発行所　株式会社イマジカインフォス
〒101-0052　東京都千代田区神田小川町3-3
電話 03-6273-7850（編集）
発売元　株式会社主婦の友社
〒141-0021
東京都品川区上大崎3-1-1 目黒セントラルスクエア
電話 049-259-1236（販売）
印刷所　大日本印刷株式会社

ISBN978-4-07-455338-9

■ 本書の内容に関するお問い合わせは、イマジカインフォス企画制作本部（電話 03-6273-7850）にご連絡ください。
■ 乱丁本、落丁本はおとりかえいたします。主婦の友社（電話 049-259-1236）にご連絡ください。
■ イマジカインフォスが発行する書籍・ムックのご注文は、お近くの書店か主婦の友社コールセンター（電話 0120-916-892）まで。
＊お問い合わせ受付時間　月～金（祝日を除く）10：00～16：00

イマジカインフォス　ホームページ　https://www.st-infos.co.jp/
主婦の友社　ホームページ　https://shufunotomo.co.jp/